皮膚外用薬の選び方と使い方

改訂第 5 版

西岡　清 著

南江堂

はじめに

皮膚疾患の理解は難しく，またそれを治療する外用薬の使い方も捉えにくいものと考えられてきました．近年の皮膚疾患に対する理解の進展と，それに伴う治療の組み立ての進歩によって皮膚疾患治療がより身近なものになってきました．全身に拡大する一部の皮膚疾患では，生物学的製剤を用いた新しい治療法が導入されるようになっていますが，そのような場合でも，皮膚外用療法は重要な役割を果たしているのが現状です．患者の ADL，QOL を向上させるための新たな皮膚外用療法の工夫も必要になっております．

皮膚外用薬は，皮膚疾患治療に中心的役割を果たすものであり，その使用にあたっては多くの知識・情報が必要になります.かつて,同じ外用薬を使っても，治療効果に差が出るといわれていましたが，本書の外用薬の使い方についての情報は，皮膚外用療法をより身近な治療手段としての位置付けを促進しているのではないかと考えています.

本書の初版を発刊してから 30 年を超えました．これまでの改訂でも，新しく開発された外用薬についての選び方と使い方の情報を紹介してきました．このたび再度改訂する機会を得ましたので，さらに新しく開発された外用薬とそれに伴う治療方法も加えて，整理いたしました．抗炎症薬開発の歴史は，ステロイド外用薬に始まり，免疫調整外用薬へと進展しました．最近開発されたヤヌスキナーゼ(JAK)阻害外用薬，ホスホジエステラーゼⅣ阻害外用薬の情報も紹介させていただきました．同時に，痤瘡治療薬の開発や爪白癬外用薬，超高齢社会の重要疾患である褥瘡に対する潰瘍治療薬についての情報も整理・記載いたしました.

かなり多くの情報を含んだ書籍となりましたが，皮膚科医だけでなく，実地医家にも満足していただけるものと期待しています.

最後に，初版時から種々ご指導，ご援助をいただいた西山茂夫先生，西岡櫺子先生，編集のご労苦を担ってくださった南江堂の出版部の諸氏に感謝の意を表します.

2021 年 12 月　　　　西岡　清

目　次

第1章
外用療法の基本的な考え方

A　外用療法とは

外用療法とは薬物を経皮的に投与して病巣の治癒をはかることを目的とする療法である．薬物を経皮的に投与することから，元来皮膚病巣に対する治療法として発展し，現在もなお，さらに進化を続けている．薬物を直接病巣に投与できるので，病巣での薬物濃度を自由に操作できること，病巣での治療有効濃度が達成しやすいこと，病巣の治療に対する反応を常時観察しながら治療できることなど，種々の利点を有する治療法である．近年，薬物の種類とその薬物を溶解する基剤をうまく選択することによって，薬物を皮膚のみでなく，さらに深部にまで到達させることができ，冠動脈拡張薬の外用による心疾患治療，非ステロイド性抗炎症薬外用による整形外科領域の疾患治療などにも外用療法が取り入れられ，薬物のDDS（drug delivery system）として外用療法の新たなる進展がみられる．近年ではナノニードルパッチにより角層への小孔を形成して高分子の薬物（たとえばワクチン）を投入する試みも行われている．

外用療法の歴史は古く，人類が疾病を認識した時代からの長い歴史の集積があり，試行錯誤の積み重ねが現在の外用療法を完成させたともいえ，応用範囲の広い治療法である．

B　外用療法の効果に影響を与える因子

外用療法にとって最も大切なことは，皮膚表面に塗布された薬物（主剤と呼ぶ）が，いかに有効濃度に達しうるほどの経皮吸収が行われるかという点である．経口投与あるいは経静脈投与で非常に有効な薬物であっても，ほとんど経皮吸収を示さない薬物は，外用療法薬としての位置を得ることはできない．しかし，それらの薬物でさえ，化学構造の修飾，外用薬基剤の選択によって，外用薬としての道が開かれる．

外用薬の経皮吸収を左右する因子として，①薬物の性状，②薬物を保持する

表1　経皮吸収に影響する因子

1. 薬物の性状
2. 基剤の種類
3. 皮膚の性状

外用薬基剤の種類，③外用薬を塗布される皮膚の性状，があげられる(表1).

1 薬物の経皮吸収

外用薬として使用される薬物は経皮的に吸収されるものでなければならない．健常皮膚から容易に吸収される薬物は分子量1,000以下の化学物質であるとされるが，最近のアレルギー学の観察では卵白アルブミン(分子量43,000)でさえ経皮吸収されるともいわれる．この場合には皮膚の性状が大きく関与している．健常皮膚は皮膚最外層に脂肪膜(皮膚表面脂質 skin surface lipid)でおおわれた角層 horny layer がある．この脂肪膜と角層がバリアとなって，外界から皮膚内への外来物の侵入を阻んでいる．外用薬の面からすれば，経皮吸収を低下させる障害物となっている．一方，多くの皮膚疾患の病巣部では，このバリアが，部分的あるいは完全に取り除かれていることが多いため，薬物の経皮吸収度合が倍加する．したがって，予測以上の薬物が経皮吸収され，逆に種々の副作用症状を発現させることになり，外用薬中の薬物至適濃度の決定は非常にむずかしくなる．そのため外用薬は多くの臨床試験を経たのち，臨床現場に提供されている．

皮膚に塗布された薬物は，表皮層を外層から深層へと徐々に浸透して吸収されるが，毛孔・汗孔をも経由して吸収される．健常皮膚では，毛孔・汗孔からの経皮吸収が表皮層そのものを通過する経皮吸収よりも大である．しかし，皮膚疾患病変部ではバリアが障害されているので，表皮層を直接通過して吸収される量が多くなる．経皮吸収される薬物は，吸収の道程に存在する表皮細胞，真皮の線維芽細胞，血管内皮細胞，肥満細胞，炎症細胞などに取り込まれて，それら細胞の代謝に影響を与える．薬物はそれら皮膚病巣部構成細胞による代謝を受け，あるいは代謝を受けることなく，血流・リンパ流に回収される．血流に入った薬物は全身に分布され，その濃度による差はあるが，内臓諸臓器の細胞に影響を与え，肝臓にいたってさらに代謝され，胆道・腎から排泄される(図1)．血流に入ってから以後は，経口，経静脈などの経路で投与された薬物

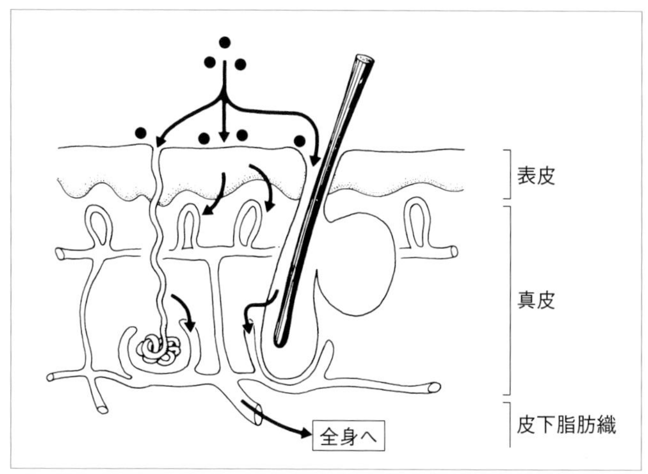

図１　外用薬の吸収経路

と同一の経過をたどる．それゆえ，外用薬として用いられる薬物は，本来効果を発揮して欲しい臓器(多くは皮膚)で，薬物としての作用を発揮し，その臓器から他の臓器へ移行するときに薬物の作用がなくなり，他臓器に何ら影響を及ぼさずに排泄されるものが望ましいといえるが，現実に，そのような都合のよい薬物は少ない．このような薬物は antedrug と呼ばれ，数種類のステロイド外用薬で開発されている．

2 基　剤

外用薬の吸収に影響を及ぼす因子として次に大切なことは，外用薬の薬物(主剤)を保持する基剤である．近年の基剤開発の進歩はめざましく，経皮吸収の促進のみでなく，外用時の使用感をも良好にする基剤が種々提供されるようになっている．基剤の原則は，①薬物の安定化，②経皮吸収の促進，③外用局所の保護，④使用感が良好であることであるが，これらに加えて，薬物の作用を外用部位で長期に発揮させるため，薬物の徐放を可能にする基剤も開発されている．

基剤は大きく分けると**表２**のようになる(基剤の詳細については，第２章 F. 古典的外用薬の項，22 頁を参照されたい)．軟膏，クリーム，ローションが繁用されている．クリームには剤形が２種類あり，油性成分を水で包み込む型［o/w (oil in water) 型］と水を油で包み込む型［w/o (water in oil) 型］がある．

表 2　主な基剤の種類

1. 軟　膏
2. クリーム
3. 泥　膏
4. ローション
5. 硬膏およびテープ剤
6. スプレー
7. 粉　末

表 3　基剤の主な原料

1. ワセリン
2. ミツロウ
3. 流動パラフィン
4. ポリエチレングリコール
5. セルロース
6. アルコール
7. 水
8. デンプン
9. オリーブ油

前者はその性状上，バニシングクリーム，後者はコールドクリームと呼ばれる．これら基剤の主な原料を表 3 に示す．軟膏にはワセリン，ミツロウなどが用いられ，クリームには流動パラフィン，ポリエチレングリコール，セルロースなどが用いられている．ローションはアルコール，水が主体となっている．これら基剤に薬物を溶かし込むには，薬物の化学的性質が関係しており，特にクリーム，ローション基剤では，薬物を溶解するために界面活性剤を必要とする．また，外用薬の腐敗を防ぐための防腐剤が必要となる．したがって，外用薬には表 3 に示した原料のほか，主剤となる薬物，界面活性剤，防腐剤（パラアミノ安息香酸など）などが配合されており，時には，色素，香料なども混じられている．

3 皮膚の性状と経皮吸収

外用薬の経皮吸収は皮膚の部位と性状により異なる（表 4，表 5）．乳幼児・高齢者の皮膚は表皮層が薄くなり，角層の発達も十分でなく，バリア機能が低下しているため，経皮吸収が亢進した状態となりやすい．頸部，腋窩，肘窩，膝膕，外陰部などの汗のたまりやすい部位では経皮吸収が亢進する．特にステロイド外用薬の場合には，顔面，頸部，陰部で薬物の吸収量とそれに対する反応性が他の部位と異なるため，使用上注意を要する．乾燥した皮膚では目にみえない角層の亀裂が存在し，皮膚バリア機能の障害された状態となっているため経皮吸収の亢進がみられる．同様に，炎症反応を示す皮膚，びらん・潰瘍をきたしている皮膚でも経皮吸収が亢進する．

表 4　経皮吸収が亢進している皮膚

1. 乳幼児の皮膚
2. 高齢者の皮膚
3. 顔面，頸部，陰嚢の皮膚
4. 発汗の多い部位の皮膚
5. 乾燥傾向の強い皮膚
6. 炎症反応を示す皮膚
7. びらん・潰瘍のある皮膚

表 5　ステロイド外用薬の経皮吸収

部　位	吸収比率	部　位	吸収比率
頭　皮	3.5	前腕屈側	1.0*
前額部	6.0	前腕伸側	1.1
下顎角部	13.0	手　掌	0.83
腋　窩	3.6	陰　嚢	42.0
背　中	1.7	足関節部	0.42
		足　底	0.14

*前腕屈側を 1.0 としたときの比率
(Feldmann RJ et al : J Invest Derm 48 : 181-183, 1967 より引用)

4 外用療法の功罪

外用療法は，皮膚病変局所に必要な濃度の薬物を投与して病巣の治癒をはかる療法で，病巣部以外の皮膚や他臓器への薬物の影響を最小限にとどめることができる．また，病巣部の変化を常に観察しながら治療を行いうる優れた治療法である．しかし，外用療法によって投与された薬物は，程度の差こそあれ，生体内に吸収され，病巣部以外の皮膚や他臓器に影響を及ぼす可能性を秘めているため注意を要する．

外用療法は，基剤の選択や，薬物の塗布手技(単純塗布，重層療法，密閉療法など)の選択などでやや複雑な感を与える．特に，広範囲にわたる病巣の場合には外用療法施行者に面倒くささを感じさせるが，いったん手技をマスターすれば非常に簡便であり，治療効果をあげうると同時に，治療の安全性を確認しながら治療を続けられることから，実地医家にとっては治療のための良好な武器となるものである．

第2章
外用薬の種類と使い方

外用療法に用いられる薬物(外用薬)の種類は多岐にわたっている(表6). 外用薬の代表はステロイド外用薬で, 抗細菌, 抗真菌, 抗ウイルス外用薬に続いて, 最近では, ビタミン D_3 含有外用薬, 免疫調整外用薬(カルシニューリン阻害薬), ヤヌスキナーゼ(JAK)阻害薬の外用薬も使用可能となっている.

古典的外用薬(外用薬基剤)のうち最も繁用されているのが亜鉛華軟膏である. そのほか, 皮膚科医の好みによって差はあるが, 石炭酸亜鉛華リニメント, サリチル酸ワセリン, サリチル酸アルコール, 水溶性軟膏(マクロゴール軟膏あるいはソルベース)などがある. その他の外用薬として, 潰瘍治療外用薬, 粘膜用外用薬, 光線治療外用薬のほか, 冠動脈拡張を目的とするニトログリセリン含有軟膏・テープ, 鎮痛のためのインドメタシン含有軟膏・貼布剤などがある.

表6 外用薬の種類

1. ステロイド
2. 非ステロイド性抗炎症薬
3. 抗ヒスタミン薬
4. 抗細菌薬(抗生物質, 化学療法薬)
5. 抗真菌薬
6. 抗ウイルス薬
7. 抗腫瘍薬
8. ビタミン
9. 免疫調整薬
10. ヤヌスキナーゼ(JAK)阻害外用薬
11. ホスホジエステラーゼⅣ(PDE4)阻害外用薬
12. スキンケア外用薬(皮膚保護薬)
13. 古典的外用薬
14. その他

A　ステロイド外用薬

抗炎症外用薬の代表である．その適応は炎症性皮膚疾患すべてにわたっている（**表7**）．保険制度上は，それぞれのステロイド外用製剤によって適応疾患に差があることに留意されたい．

ステロイドは，生体細胞の膜蛋白，ミトコンドリアの酸化的リン酸化，DNA/RNA 合成などに直接作用して抗炎症作用を発揮する（nongenomic 作用）と同時に，細胞内情報伝達分子（NF-κB，AP-1 など）に作用し，遺伝子発現に影響を与えて（genomic 作用）抗炎症作用を発揮する．ステロイドの抗炎症作用の主なものを，**表8** に示す．

表7　ステロイド外用薬の適応疾患

・接触皮膚炎，アトピー性皮膚炎，脂漏性皮膚炎，ヴィダール苔癬，貨幣状湿疹，主婦湿疹
・日光皮膚炎，虫刺症
・皮膚瘙痒症，痒疹
・薬疹，中毒疹
・乾癬，類乾癬，掌蹠膿疱症
・扁平苔癬，光沢苔癬，毛孔性紅色粃糠疹，ジベルばら色粃糠疹
・紅斑症
・紅皮症
・円板状エリテマトーデス，全身性エリテマトーデス
・天疱瘡，類天疱瘡，ジューリング疱疹状皮膚炎
・円形脱毛症，尋常性白斑
・サルコイドーシス
・皮膚アミロイドージス
・ケロイド，肥厚性瘢痕

表8　ステロイドの抗炎症作用

1. 血管収縮作用
2. 血管透過性の抑制
3. 血管新生の抑制
4. 炎症性ペプチド（ヒスタミン，キニンなど）の放出抑制
5. リソソーム膜の安定化 → リソソーム酵素の放出抑制
6. 白血球遊走抑制
7. 線維芽細胞の増殖抑制
8. 線維芽細胞代謝の変調 → コラーゲン・エラスチン合成抑制
9. T リンパ球機能抑制
10. B リンパ球機能抑制 → 抗体産生抑制
11. サイトカイン・ケモカイン作用抑制
12. サイトカイン・ケモカイン産生抑制

1 ステロイド外用薬の種類

ステロイド外用薬の開発が活発に行われ，多数のステロイド外用薬が使用可能となっている．ステロイド外用薬は皮膚血管収縮作用と臨床効果の比較によって，strongest（Ⅰ群），very strong（Ⅱ群），strong（Ⅲ群），medium or mild（Ⅳ群），weak（Ⅴ群）の5段階に分類されている（表9）．また，それぞれのステロイド外用薬は基剤の種類，すなわち軟膏，クリーム，ローション，スプレーなどの剤形によっても分類されている．剤形の違いによって同じステロイド外用薬でも効力に差が生じることもある．表9の分類表はひとつの目安であり，同じランクに属するステロイドでも対象疾患によって効力に微妙な差を示すことがある．それゆえ，それぞれの効力を細かく観察しながら使用し，効果の感触を身につけるよう努める必要がある．

表9　ステロイド外用薬の強さ

薬効	一般名	商品名
strongest（Ⅰ群）	0.05%クロベタゾールプロピオン酸エステル	デルモベート
	0.05%ジフロラゾン酢酸エステル	ジフラール，ダイアコート
very strong（Ⅱ群）	0.05%ジフルプレドナート	マイザー，テクスメテン
	0.1%モメタゾンフランカルボン酸エステル	フルメタ
	0.05%ベタメタゾン酪酸エステルプロピオン酸エステル	アンテベート
	0.064%ベタメタゾンジプロピオン酸エステル	リンデロン-DP
	0.1%ジフルコルトロン吉草酸エステル	ネリゾナ，テクスメテン
	0.05%フルオシノニド	トプシム
	0.1%アムシノニド	ビスダーム
	0.1%ヒドロコルチゾン酪酸エステルプロピオン酸エステル	パンデル
strong（Ⅲ群）	0.12%ベタメタゾン吉草酸エステル	リンデロン-V
	0.1%デキサメタゾンプロピオン酸エステル	メサデルム
	0.3%プレドニゾロン吉草酸エステル酢酸エステル	リドメックス
	0.12%デキサメタゾン吉草酸エステル	ボアラ，ザルックス
	0.3%デプロドンプロピオン酸エステル	エクラー
	0.025%フルオシノロンアセトニド	フルコート
medium or mild（Ⅳ群）	0.1%トリアムシノロンアセノニド	レダコート
	0.1%ヒドロコルチゾン酪酸エステル	ロコイド
	0.05%クロベタゾン酪酸エステル	キンダベート
	0.1%アルクロメタゾンプロピオン酸エステル	アルメタ
	0.1%デキサメタゾン	グリメサゾン，オイラゾン
weak（Ⅴ群）	0.5%プレドニゾロン	プレドニゾロン ビスオクリーム-A

2 ステロイド外用薬の選択（表 10）

通常の炎症性皮膚病巣に対する第一選択薬は strong から very strong までのステロイド外用薬である．また，高齢者，幼小児の病巣に対しては medium or mild までのステロイド外用薬である．顔面，陰嚢など皮膚の薄い部分でも medium or mild までのステロイド外用薬が選択される．顔面にはハロゲン化ステロイド（ステロイドの化学構造中にフッ素などのハロゲン原子を持つステロイド）の使用は避けるべきである（痤瘡，ステロイド酒皶などを引き起こしやすくなるため）．

strongest, very strong のステロイド外用薬は，原則として皮膚科専門医によってのみ使用されるべき外用薬である．これらは抗炎症効果が強力ではあるが，諸刃の剣で，副作用も強力なため，細心の注意のもとに使用されなければならない．一般に，①激烈な急性炎症症状を阻止したいとき，② strong までのステロイド外用薬で治療効果が認められない慢性炎症症状，に対して用いられる．また，③ strong 程度までのステロイド外用薬を用いたステロイド密閉療法を施行していた慢性炎症症状の治療に置き換える形で，strongest, very strong の単純塗布を行う．

表 10　ステロイド外用薬の選び方

強さ	適応
strongest	成人の急性病巣，頑固な結節，苔癬化病巣
very strong	成人の急性病巣，頑固な結節，苔癬化病巣
strong	成人の急性・慢性病巣
medium or mild	高齢者・小児・乳幼児の急性・慢性病巣
weak	乳幼児の急性病巣

3 ステロイド外用薬の剤形の選択

ステロイド外用薬の剤形は表 11 のようなものがある．

表 11　ステロイド外用薬の剤形とその適応

剤形	適応
軟膏	乾燥した病巣，軽度湿潤傾向にある病巣，慢性病巣
クリーム	湿潤病巣，軽度乾燥傾向にある病巣
ローション	湿潤病巣，被髪部，硬毛部
スプレー	被髪部，硬毛部
テープ	慢性病巣

軟膏はあらゆる病巣に使用されているが，軟膏の使用感をも考慮すると，乾燥した病巣すなわち慢性の病巣に使用すべきである．急性の湿潤傾向にある病巣（かつては軟膏の適応とされていた）には，軟膏が病巣上に被膜を形成して，局所の不快感（瘙痒感の増強など）をきたすことがあるため，必ずしも望ましい選択とはいえない．乾燥する季節，地域での使用に適している．

クリームは，かつて刺激性があったため，急性湿潤性病変には不適とされたが，近年のクリーム基剤は，皮膚刺激性が低減され，同時に，ステロイドの経皮吸収を増強していることから，クリーム基剤の適応範囲は拡大している．クリームは外用後の通気性を保持しているので，軟膏にかわって急性の湿潤性病巣にも適している．また慢性の病巣に対しても，ステロイドの吸収を高めるため選択されることもある．しかし，クリーム基剤による皮膚刺激性は症例によって異なっており，また，クリーム皮膚炎を起こすこともあるので，外用後の皮膚の変化の観察が重要なポイントとなる．

ローションは被髪部，硬毛部に好んで用いられる．剤形が液体であるので病巣を乾燥させる傾向にある．そのため湿潤した病巣への使用も適応となろう．ローションはクリームと同様，使用感が良好であるため患者に好まれる傾向があるが，治療効果は軟膏，クリームに比して，やや低下する傾向がある．また，クリームと同様，皮膚刺激性を常にチェックする必要がある．

スプレーは，他の剤形に比して使用しやすい利点があるが，皮膚内へ吸収されるステロイド量が他の剤形に比して減少する傾向がある．被髪部などへの使用はステロイドの外用を容易にするが，病巣部皮膚よりも毛髪にステロイドが散布されるため，使用法（毛をかき分けて皮膚に薬物が付着する形でスプレーする）をこまかく説明する必要がある．近年では，患者の使用感，外用薬へのアドヒアランスなどを考慮して，ローション剤，スプレー剤の見直しが行われている．

テープは，のちに述べるステロイド密閉療法の簡便法として開発されたものである．それゆえ，主として，苔癬化病巣や結節の治療に用いられている．テープの粘着剤による刺激や密閉による二次感染に注意を要する（表 12）．

表12　ステロイド外用薬の剤形の選択

	潮紅	紅斑	丘疹	漿液性丘疹	小水疱	水疱	膿疱	苔癬化	鱗屑	角化	結節
軟膏	●	●	●	●				●	●	●	●
クリーム	●	●	●	●	●	●	●	●			●
ローション	●	●		●	●	●					
スプレー	●	●		●	●	●					
テープ		●	●					●			●

4 ステロイド外用薬のぬり方

ステロイド外用薬のぬり方は，①単純塗布法，②重層療法，③密封療法（ODT）の3方法がある（表13）.

表13　ステロイド外用薬の塗布法

1. 単純塗布法
2. 重層療法
3. 密封療法（occulsive dressing technique：ODT）

1. 単純塗布法

最も広く行われている方法である．ステロイドの著明な抗炎症効果のため，単純塗布でも十分な治療効果をあげうることと塗布方法が簡単であるからである．

病巣が小さい場合は，軟膏あるいはクリームを指腹に少量とり，病巣部皮膚にまんべんなく薄くのばすようにして塗布する．指腹で外用するとき，どうしても局所皮膚に強い摩擦を加えることになるので注意を要する．「軟膏を擦り込む」という言葉が古くから使われているが，これは軟膏を皮膚の皮野・皮溝ともに軟膏が塗布されるようにするという意味であり，決して力を加えて軟膏で皮膚を摩擦することではない．現在のステロイド外用薬は皮膚表面に密着すれば，吸収されて効力を発揮するようにできている．

病巣が大きく，また，小さい病巣が播種性にあるときは，軟膏を手掌にとり，手掌に薄くのばして，手掌で病巣部をなでるようにして軟膏を塗布する．ここでも，病巣部皮膚にできるだけ刺激を与えないぬり方をする．

近年外用法の目安として，finger tip unit（FTU）が指摘されている．外用薬を口径5 mmのチューブから成人の第2指末節指腹の長さに絞り出し(約0.5 g に相当), それを伸ばして手掌大の2倍の領域の皮膚にぬる方法である. 初心者に対する指導法の目安である(Q11, 47頁参照).

ステロイド外用薬を単純塗布した上からガーゼで病巣部を覆う. 新しいガーゼは皮膚を刺激してしまうため, ガーゼは再生ガーゼを用いる.

2. 重層療法

薄くステロイド外用薬を塗布した上に, ガーゼ(再生ガーゼ)あるいはリント布に薄くのばした古典的外用薬を貼布して包帯をする方法である(古典的外用薬の塗布法は図3(24頁), 図7(37頁), 図9(38頁)を参照). 重層療法は単純塗布法よりもはるかに治療効果を発揮する. この療法は軟膏療法の基本といえる. 簡便法として, ステロイドを下ぬりし, その上から古典的外用薬を上ぬりすることも行われる. また, アトピー性皮膚炎, 皮脂欠乏性皮膚炎などでは, 逆に保湿剤を下ぬりしステロイドを上ぬりする場合もある(Q29, 58頁参照).

3. 密封療法(ODT)

単純塗布の場合よりやや厚め(0.5 mm程度)にステロイド外用薬を塗布し, 塗布部をポリエチレンフィルム(サランラップ)で覆う方法である(図2). ポリエチレンフィルムでステロイドを局所に密封することにより, より有効にステロイドが皮膚内に吸収されるようにする. 外用薬の剤形として, クリームが繁用され, 軟膏も用いられる. 密封療法の適応は, 慢性皮膚病巣で, 表皮の肥厚がある病巣, 浸潤の強い皮膚病巣である.

5 ステロイド外用薬による副作用

ステロイド外用薬は非常に有効な治療薬であるが, 諸刃の剣で, こまやかな観察のもとに使用されなければ種々の副作用を引き起こす. 副作用症状は種々の形で現われる(表14). 大きく分類すると, ①易感染性の亢進, ②皮膚の菲薄化, ③血管壁の脆弱化, ④毛包脂腺系の異常活性化などとなり, いずれもステロイドそのものが持つ薬理作用が極端な形で表現されたと考えられる現象である. これらに加えてステロイド外用によって, ⑤ステロイド内服によると同様の副作用症状も生じる.

これらの副作用症状は, ステロイド外用薬を使用する人の持つ皮膚の性状が大きく影響するので, 各副作用症状の好発年齢, 性差が異なる.

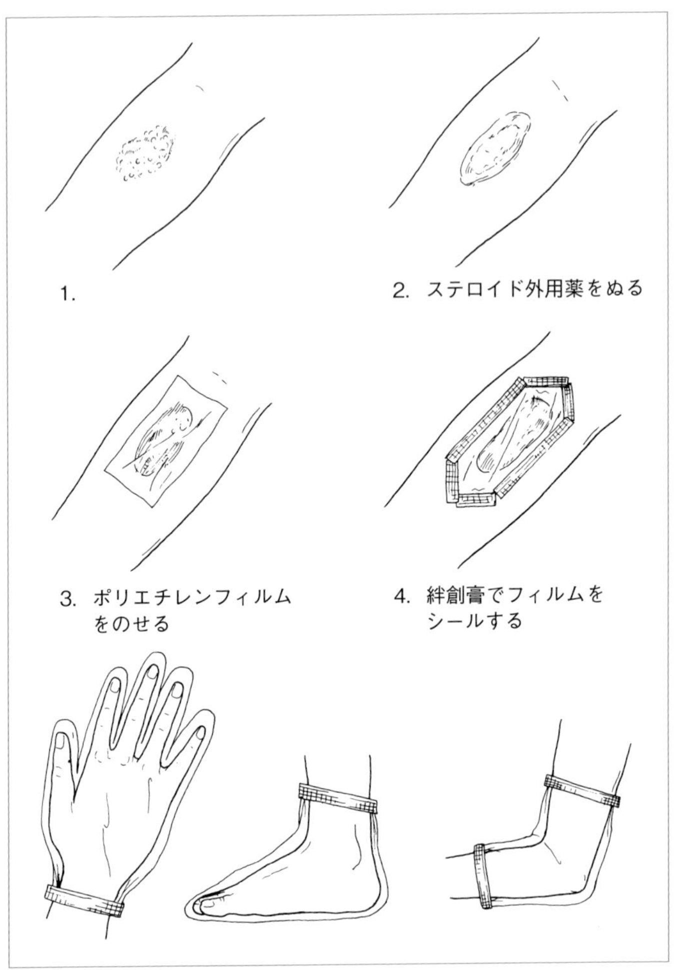
1.
2. ステロイド外用薬をぬる
3. ポリエチレンフィルム
をのせる
4. 絆創膏でフィルムを
シールする

図2　ステロイド密封療法

B　抗菌外用薬

微生物に対して抗生物質，化学療法薬が使用されている．ここでは抗菌外用薬として一括する．薬物が作用する微生物の種類によって，抗細菌外用薬，抗真菌外用薬，抗ウイルス外用薬に区別される．

表 14 ステロイド外用薬による副作用症状(幸田らの分類を改変)

Ⅰ 細胞の増殖能の抑制による副作用
1. 皮膚萎縮
2. 乾皮症ないし魚鱗癬様変化
3. 皮膚萎縮線状
4. cortisone skin injury
5. 創傷修復遅延
6. 星状偽瘢痕

Ⅱ 細胞機能の変調に基づく副作用
1. 毛細血管拡張
2. erythrosis interfollicularis colli(頸部毛孔間紅皮症)
3. ステロイド潮紅
4. ステロイド紫斑
5. 酒皶様皮膚炎
6. 口囲皮膚炎
7. cutis linearis punctata colli(頸部線状点状皮膚)
8. ステロイド痤瘡
9. ステロイド弾力線維症
10. 多形皮膚萎縮様変化
11. ステロイド稗粒腫
12. ステロイド膠様稗粒腫
13. 色素異常

Ⅲ 免疫能抑制に基づく副作用
1. 感染症の誘発と増悪(細菌，真菌)

Ⅳ その他
1. 接触皮膚炎
2. 光線過敏症
3. ステロイド膿疱
4. ステロイド経皮吸収による全身性副作用
5. ステロイド緑内障
6. ステロイド白内障
7. ステロイド黒内障
8. 扁平黄色腫

1 抗細菌外用薬

薬物開発の歴史上，抗生物質含有外用薬と化学療法薬(サルファ剤，合成抗菌薬)含有外用薬に区別される.

抗細菌外用薬(表 15)のうち，フラジオマイシン，テトラサイクリン，エリスロマイシン，ゲンタマイシンなどが繁用されている．いずれも，原因菌の薬剤耐性との関連で選択される. 病巣局所に高濃度の抗細菌薬が塗布されるため，著明な効力を発揮する．しかし，最近の考え方として，皮膚に抗細菌外用薬を

表 15　抗細菌外用薬

一般名	商品名	主な剤形
エリスロマイシン	エリスロシン	軟膏
テトラサイクリン塩酸塩	アクロマイシン	軟膏
カナマイシン硫酸塩	カナマイシン	軟膏・スプレー
ゲンタマイシン硫酸塩	ゲンタシン	軟膏・クリーム
フラジオマイシン硫酸塩	ソフラチュール	貼付剤
クリンダマイシンリン酸エステル	ダラシンT	ゲル
クロラムフェニコール	クロロマイセチン	軟膏
バシトラシン・フラジオマイシン硫酸塩配合	バラマイシン	軟膏
クロラムフェニコール・フラジオマイシン硫酸塩・プレドニゾロン配合	クロマイ-P	軟膏
コリスチン硫酸塩・フラジオマイシン硫酸塩配合	コリマイフォーム	エアゾル
フシジン酸ナトリウム	フシジンレオ	軟膏
ナジフロキサシン	アクアチム	軟膏・クリーム・ローション
オゼノキサシン	ゼビアックス	ローション・油性クリーム
スルファジアジン	テラジアパスタ	軟膏
スルファジアジン銀	ゲーベン	クリーム

多用することによって，耐性菌の出現に拍車をかける可能性が危惧されている．抗細菌外用薬のみを使用するよりも，皮膚感染症に対しては抗細菌薬・消毒薬を外用し，抗細菌薬を全身投与すべきとする考え方が出されている．抗細菌外用薬の適応疾患（表 16）は限局する皮膚病巣に限られる．多発する病巣に対しては，抗細菌薬の全身投与と病巣部への抗細菌薬の局所外用の併用が行われる．

消毒薬（表 17）の適応疾患は抗細菌外用薬と同じである．消毒薬は耐性菌発生についての危惧は少ないが，薬物の性格上かぶれ（接触皮膚炎）を引き起こしやすい傾向にあるので，外用局所の観察が大切である．最近の創傷治療の考え方で，消毒薬による組織刺激の問題が取り上げられ，流水あるいは生理食塩水で創傷部の洗浄を行うことにより消毒薬の使用を避けることも指摘されているが，ここでの病巣は明らかに細菌感染があるので，抗細菌薬，消毒薬が必要となる．

抗細菌外用薬の軟膏・クリームは，①病巣局所に 1 mm 弱の厚さに塗布し，その上からガーゼで覆って包帯をするか，②ガーゼに 1 mm 弱の厚さに外用薬（軟膏・クリーム）をのばして，病巣部に貼布して包帯で固定する．外用は 1 日

表16 抗細菌外用薬の適応疾患

・伝染性膿痂疹	・膿瘡
・毛嚢炎	・毛瘡
・癤	・乳児多発性汗腺膿瘍
・よう	・慢性膿皮症
・丹毒	などの細菌感染性皮膚疾患

表17 消毒薬

一般名	商品名	主な剤形
エタノール	消毒用アルコール	液
過酸化水素	オキシドール	液
クロルヘキシジングルコン酸塩	ヒビテン	液
ベンゼトニウム塩化物	ハイアミン	液
ベンザルコニウム塩化物	オスバン	液
ポビドンヨード	イソジンガーグル，ゲル，液	液・ゲル

1回を基本とするが，滲出液の多い場合には1日2〜3回の外用を行う．外用薬が液体・粉末製剤であるときは，アプリケータ，綿球を用いて病巣部に塗布してガーゼで覆い包帯する．いずれの場合も，ガーゼを絆創膏で固定するのは望ましい方法でなく，ガーゼの上から再生ガーゼで局所をくるむように覆い，再生ガーゼを絆創膏で固定する．絆創膏が直接皮膚に接着しないようにする．これはすべての外用薬処置に共通する処置方法である（J.「包帯法」の項，34頁参照）．また，油紙は使用しない．

毛嚢炎など，病巣が小さく，かつ，散在性にあるときには単純塗布が行われる．外用薬の少量を病巣部に薄く塗布する．1日2〜3回外用を繰り返す．

2 抗真菌外用薬

抗真菌外用薬の適応疾患は白癬，皮膚あるいは粘膜カンジダ症，癜風などの表在性真菌症である．イミダゾール系抗真菌外用薬の開発以降，抗真菌外用薬の種類が増加した（表18）．さらに，モルホミン系，アリルアミン系など多くの製剤が開発されている．抗真菌外用薬はその薬効上，白癬菌に有効なもの，カンジダに有効なもの，両者に有効なものとに分かれる．イミダゾール系などの抗真菌薬は両者に効果を示すことから繁用されている．真菌においても薬物耐性が論義されている（最近テルビナフィンの耐性菌が報告されている）．治療

表 18　抗真菌外用薬の種類と適応

	一 般 名	商品名(主な剤形)	白癬	カンジダ	癜風
1日2～3回外用	トルナフタート	ハイアラージン(軟膏・液)	●		●
	クロトリマゾール	エンペシド(クリーム・液)	●	●	●
	イソコナゾール硝酸塩	アデスタン(クリーム)	●	●	●
	ミコナゾール硝酸塩	フロリードーD(クリーム・液)	●	●	●
	エコナゾール硝酸塩	パラベール(クリーム・ローション)	●	●	●
	オキシコナゾール硝酸塩	オキナゾール(クリーム・液)	●	●	●
	スルコナゾール硝酸塩	エクセルダーム(クリーム・液)	●	●	●
	シクロピロクス オラミン	バトラフェン(クリーム・液)	●	●	●
1日1回外用	ビホナゾール	マイコスポール(クリーム・液)	●	●	●
	ネチコナゾール塩酸塩	アトラント(軟膏・クリーム・液)	●	●	●
	ケトコナゾール	ニゾラール(クリーム・ローション)	●	●	●
	ラノコナゾール	アスタット(軟膏・クリーム・液)	●	●	●
	ブテナフィン塩酸塩	メンタックス(クリーム・液・スプレー) ボレー(クリーム・液・スプレー)	●		●
	リラナフタート	ゼフナート(クリーム・液)	●		
	アモロルフィン塩酸塩	ペキロン(クリーム)	●	●	●
	テルビナフィン塩酸塩	ラミシール(クリーム・液・スプレー)	●	●	●
	ルリコナゾール	ルリコン(クリーム・液)	●	●	●

効果を観察しながら外用薬も選択する必要がある．皮膚刺激性を考慮したうえで選択されている．

液体・ゲルは主として湿潤の強い部位に外用され，軟膏は乾燥性病巣に，クリームは中等度乾燥性の病巣から軽度湿潤性の病巣まで幅広く使用されている．液体はアルコールを含む製剤もあり，亀裂部に刺激を与えるため，逆の選択も行われている．多くの場合クリーム基剤が使用されている（商品名上軟膏となっていても，剤形上クリームであるものが多いので注意）．

初期に開発された抗真菌外用薬は，1日2～3回の単純塗布が基本の使用法となっていたが，ビホナゾール（マイコスポール）が1日1回の単純塗布で効果をあげうる製剤として開発され，これ以後の開発品は1日1回の単純塗布が使用法となっている．入浴後の角層が軽度ふやけたときを利用して外用する．

外用回数が減少することで，患者の負担を軽減できることから，新しく開発された製剤が繁用されるようになっている．

爪白癬専用の外用薬が開発されている．エフィコナゾール製剤であるクレナフィン爪外用液10%とルリコナゾール製剤であるルコナック爪外用薬5%がある．使い方についてはQ44(77頁)を参照されたい．

口腔内カンジダ症に対して，ポビドンヨード含嗽剤(イソジンガーグル)の使用あるいはアムホテリシンB(ファンギゾンシロップ)を口腔内に2～5分含ませる方法が行われている．1日3～4回施行する．アムホテリシンBは口腔に含んだのち，飲み込むよう勧めるとよい．アムホテリシンBは腸管から吸収されないので，腸管内真菌の殺菌を行える．アムホテリシンBは副作用の心配は少なく，効果的治療法となっている．また，フロリードゲル経口用2%の口腔内への塗布が行われる．

抗真菌外用薬の場合はいずれの外用薬も皮膚刺激性を内在しているため，外用後の皮膚の状態の観察が必要であり，患者にも皮膚刺激症状を詳しく説明し，症状発現と同時に外用を中止させるよう説明しておくことが大切である．

3 抗ウイルス外用薬

単純疱疹・帯状疱疹・水痘などのウイルス性発疹症，伝染性軟属腫，尋常性疣贅などが適応疾患となるが，この領域での外用薬の開発は遅れをとっており，良好な薬物が少ない．抗ウイルス外用薬として消毒用アルコールなどの消毒薬のほか，イドクスウリジン(IDU)とアシクロビル，ビダラビンがある．後3者はいずれもウイルス内代謝を障害することによって抗ウイルス作用を発揮する薬物である．そのほか，水痘に対して古典的外用薬の石炭酸亜鉛華リニメントや帯状疱疹の水疱に対して水溶性軟膏などが外用薬として用いられている．

IDUは点眼液の剤形があり，眼の単純ヘルペスに使用する形で発売されている．アシクロビル(ゾビラックス軟膏，保険適用は単純ヘルペス)，ビダラビン(アラセナ-A軟膏，保険適用は単純ヘルペスと帯状疱疹)はともに1日2～3回単純塗布する．帯状疱疹に対してビダラビンの軟膏は有効であるが広範囲の場合には治療経費が高くつく傾向にあり，アシクロビルあるいはビダラビンの注射あるいはバラシクロビル(バルトレックス)，ファムシクロビル(ファムビル)内服を行い，同時に古典的外用薬(水溶性軟膏)あるいは非ステロイド性抗炎症外用薬の外用を行う．

疣贅に対する外用薬として，後述する抗腫瘍薬である5-フルオロウラシル軟膏(5-FU 軟膏)，ブレオマイシン軟膏(ブレオ S 軟膏)が使用されている．いずれも単純塗布よりも密封療法を行う方が有効である．ただし，爪母など増殖が活発な部位での 5-FU 軟膏密封療法は爪の成長障害をきたすことがあるので注意を要する. 近年, 尖型コンジローマに対してイミキモド(ベセルナクリーム)の使用が可能になった．イミキモドは皮膚の浸潤細胞などに作用してインターフェロンを産生・放出させて抗ウイルス効果を発揮する.

C　抗腫瘍外用薬

5-フルオロウラシル(5-FU 軟膏)とブレオマイシンを含有する外用薬(ブレオ S 軟膏)がある．いずれも皮膚の良性腫瘍と悪性腫瘍に使用される(保険適用は皮膚悪性腫瘍)．皮膚の腫瘍に対しては，外科的療法が第一選択となっており，外用療法は外科的治療が不可能な場合に行われることが多い．抗腫瘍外用薬は主に，尋常性疣贅・青年性扁平疣贅・尖型コンジローマなどのウイルス性疾患のほか，脂漏性角化症，日光角化症などに用いられている.

使用にあたっては，1 日 1～2 回塗布する単純塗布と単純塗布後ポリエチレンフィルムを用いて密封する密封療法とが行われる．密封療法は抗腫瘍薬が大量に吸収されることを期待するときに使用するが，吸収が多くなる分だけ副作用の出現頻度が高くなる．副作用としては，皮膚の萎縮，色素沈着・脱失，爪変形，末梢神経麻痺，筋萎縮などがある.

D　ビタミン含有外用薬

ビタミン含有外用薬としてビタミン A (ザーネ軟膏) とビタミン E (ユベラ軟膏)とがある．前者は角化性病巣に，後者は末梢循環障害の改善に用いられる.

近年，活性型ビタミン D_3 が骨代謝のみでなく，表皮細胞の増殖・分化に関与するホルモンであることが明らかとなり，皮膚疾患の治療薬として用いられている．適応疾患は乾癬，遺伝性角化症，後天性角化症である．とくに乾癬に対する外用薬として繁用されている．1 日 1～2 回単純塗布する(表 19)．さらに乾癬専用外用薬として活性型ビタミン D_3 とステロイドの合剤が開発されている(ドボペット軟膏・ゲル・フォームとマーデュオックス軟膏があり，ビタミン D_3 の副作用発現を抑制するため，使用方法と使用量の制限がある(Q36 68 頁参照).

表 19 ビタミン D_3 外用薬

一般名	商品名	主な剤形
タカルシトール水和物	ボンアルファ ボンアルファハイ	軟膏・クリーム・ローション 軟膏・ローション
カルシポトリオール	ドボネックス	軟膏
カルシポトリオール＋ベタメタゾンジプロピオン酸エステル	ドボベット	軟膏・ゲル・フォーム
マキサカルシトール	オキサロール	軟膏・ローション
マキサカルシトール＋ベタメタゾン酪酸エステル	マーデュオックス	軟膏

E 免疫調整外用薬

臓器移植の拒絶反応を抑制するタクロリムス(FK506)が外用薬として開発された(プロトピック軟膏，表 20)．細胞外情報を遺伝子に伝達する細胞内情報伝達分子であるカルシニューリンを阻害し，細胞によるサイトカインなどの遺伝子発現を抑制して抗炎症作用を示す．タクロリムスにもステロイドと同様に遺伝子を介さない薬理作用の存在も推測されている．外用薬としての効果は，strong クラスのステロイドに匹敵することが示されている．薬物の分子量(822.03)が大きいために経皮吸収がやや悪くなる傾向にあるが，逆に，皮膚バリア機能が回復すると薬物の吸収が減少するという利点もある．

適応疾患はアトピー性皮膚炎で，特に顔面，頸部の症状に対して繁用され効果をあげている．0.1％と 0.03％製剤があり，前者は成人用，後者は小児用として市販されている．1 日 2 回までの外用を行うが，症状の反応具合にあわせて外用回数を 2 日に 1 回，3 日に 1 回といった漸減療法を行う．

最も頻度の高い副作用症状は外用局所のほてり感・熱感と皮膚への刺激性である．この症状は使用中止によって軽快する．また，外用を続けるうちに消退することもある．痤瘡，細菌感染(伝染性膿痂疹，毛嚢炎)，ウイルス感染(単

表 20 免疫調製外用薬

一般名	商品名	主な剤形
タクロリムス水和物	プロトピック	軟膏(0.1%) 小児用軟膏(0.03%)

純ヘルペス，カポジ水痘様発疹症，若年性扁平疣贅，尋常性疣贅）の誘発に気をつける必要がある．ステロイドと同様に，乱用による口囲皮膚炎，酒皶様皮膚炎の発生が報告されている．

欧州では，タクロリムスの代謝産物であるピメクロリムスを主剤とする外用薬（エリデル）が開発され，タクロリムス同様に使用されている．また，近年ヤヌスキナーゼ（JAK）阻害外用薬（デルゴシチニブ，コレクチム軟膏），ホスホジエステラーゼⅣ（PDE4）阻害外用薬（ジファミラスト軟膏，モイゼルト）がアトピー性皮膚炎治療薬として開発されている．

F　古典的外用薬

ステロイド外用薬出現以前に繁用されていた外用薬を古典的外用薬として一括した．これらはすべて現在用いられている外用薬の基剤（vehicle あるいは base）に相当するもので，これら基剤にステロイド，抗ヒスタミン薬，抗細菌薬，抗真菌薬などを配合したものが現在市販され，使用されている外用薬である．したがって，古典的外用薬を基剤と呼んでさしつかえなく，現在市販されている外用薬は配合薬と呼んで区別される．

古典的外用薬の目的は，①外からの刺激に対する保護，②滲出液，鱗屑，痂皮および局所熱の除去，③薬物（配合薬）の皮膚への浸透である．古典的外用薬の種類とその組成を表 21 に，適応を表 22 に示す．

1 粉末剤

粉末剤は皮膚面に散布して皮膚を保護する目的で使用され，混合される亜鉛華（亜鉛華デンプン）が局所皮膚の冷却作用を持つとされる．湿潤した皮膚の乾燥に用いられる．潰瘍・びらん面には用いない．

2 油　脂

油脂にはオリーブ油，ゴマ油，菜種油，ミツロウなどの植物性油脂と，豚脂，ラノリン，肝油などの動物性油脂，ワセリン，パラフィンなどの鉱物性油脂がある．皮膚の乾燥の防止，鱗屑・痂皮の除去，また，皮膚に塗布した外用薬の除去（主として植物性油脂）のために用いられる．これら油脂は単独で用いられることもある（例：オリーブ油）が，一般には粉末その他を加えて油脂性外用薬として広く用いられている．

表 21 古典的外用薬の種類と処方

基 剤	例	処 方
粉末剤	亜鉛華デンプン	亜鉛華とデンプンの等量混合
油脂	チンク油	亜鉛華とオリーブ油の等量混合
軟膏	亜鉛華軟膏	亜鉛華 10～20，ラノリン 7 を白色軟膏で 100 に
泥膏(パスタ)	ウイルソン泥膏	亜鉛華 50，豚脂 30，安息香酸 1 の混合
糊膏(リニメント)	石炭酸亜鉛華糊膏	トラガントゴムまたはふのり 5，グリセリン 3，亜鉛華 10，石炭酸 1～2，水 100
硬膏	ピック膏，スピール膏	
振盪合剤(ローション)	ベーシックローション	亜鉛華 25，ベントナイト 5，滑石末 25，水 100
乳剤性軟膏(クリーム)	親水軟膏	白色ワセリン 25，ステアリルアルコール 25，プロピレングリコール 12，ラウリル硫酸ナトリウム 1.5，パラオキシ安息香酸ブチル 0.025，パラオキシ安息香酸プロピル 0.015，水で全量 100 に
	吸水軟膏	白色ワセリン 40，セチルアルコール 20，エマルゲン408 5，パラオキシ安息香酸メチル 0.025，パラオキシ安息香酸ブチル 0.015，水で全量 100 に
水溶性軟膏	マクロゴール軟膏(またはソルベース)	マクロゴール 4000 とマクロゴール 400 の等量混合

表 22 皮膚症状に対する古典的外用薬の適応

	潮紅	丘疹	小水疱	膿疱	びらん	潰瘍	痂皮	落屑	浸潤
チンク油	●								
亜鉛華軟膏	●	●	●	●	●	●	●	●	●
ウイルソン泥膏	●	●							●
石炭酸亜鉛華糊膏	●	●						●	
親水軟膏	●	●					●		●
吸水軟膏	●	●	●				●		
マクロゴール軟膏	●		●		●	●			
ベーシックローション	●		●		●				

油脂の代表である亜鉛華油(チンク油)は炎症性浮腫のある部位に筆または指先で塗布し，その上から水をしぼったガーゼを当てて包帯をする．このとき油紙は使用しない．水疱形成が予測される病巣(熱傷・天疱瘡などの水疱性疾患)には使用してはいけない．

3 軟　膏

代表が亜鉛華軟膏であり，現在もなお最も繁用されている古典的外用薬である．皮膚の乾燥，亀裂が主症状である病巣(手荒れ，あかぎれなど)には単純塗布が行われるが，多くの場合，ステロイド外用薬を単純塗布した上に，リント布にのばした亜鉛華軟膏を貼布する重層療法が行われる．

リント布の繊維の目に亜鉛華軟膏が入り込むよう軟膏ベラで2 mm程度の厚さにのばす．軟膏をのばしたリント布を5 cm四方の大きさに切り，四方の角に1 cm程度の切り込みを入れる．これをステロイド軟膏またはクリームを単純塗布した上にモザイク状に貼布し，ガーゼで覆って包帯をする(図3)．1日1回軟膏の貼りかえを行う．貼りかえ時にはオリーブ油を脱脂綿に含ませ，軟

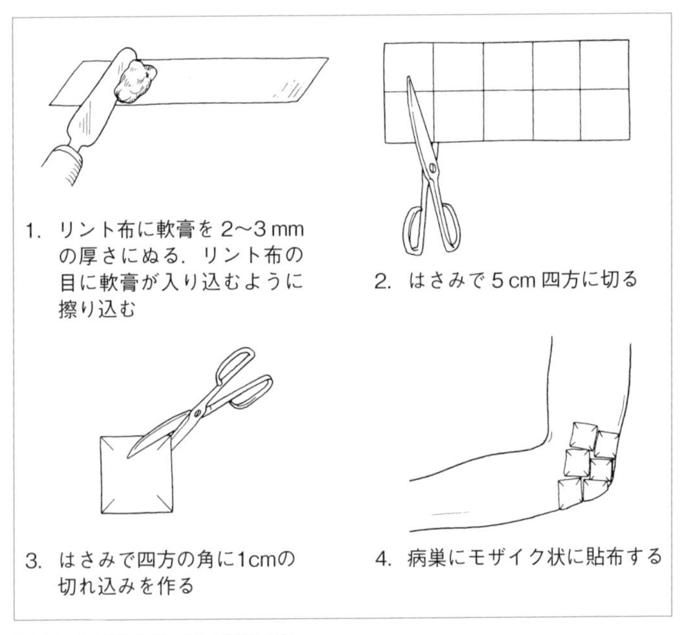

1. リント布に軟膏を 2〜3 mm の厚さにぬる．リント布の目に軟膏が入り込むように擦り込む
2. はさみで 5 cm 四方に切る
3. はさみで四方の角に1cmの切れ込みを作る
4. 病巣にモザイク状に貼布する

図3　亜鉛華軟膏の使用法

膏の残りや軟化した痂皮などをふきとり，さらにガーゼで余分なオリーブ油をふきとってから新しい軟膏を貼布する．被髪部では毛を短く切り，あらかじめ軟膏を塗っておいてからリント布にのばした軟膏を貼布するとよい．

● **亜鉛華軟膏**：亜鉛華軟膏として使用されているものに亜鉛華軟膏と亜鉛華単軟膏とがある．それぞれやや軟膏としての性状に差があり，また，混入される酸化亜鉛の量によって軟膏の硬さが異なる．局方軟膏の組成を表 23 に示す．

表 23　亜鉛華軟膏の処方

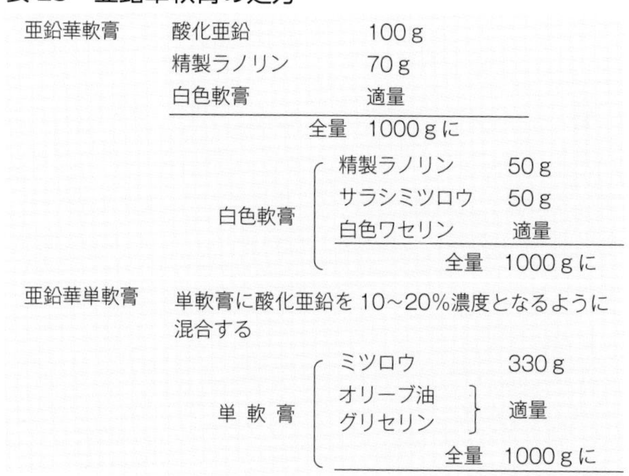

亜鉛華軟膏	酸化亜鉛	100 g
	精製ラノリン	70 g
	白色軟膏	適量
	全量	1000 g に
白色軟膏	精製ラノリン	50 g
	サラシミツロウ	50 g
	白色ワセリン	適量
	全量	1000 g に
亜鉛華単軟膏	単軟膏に酸化亜鉛を 10～20%濃度となるように混合する	
単 軟 膏	ミツロウ	330 g
	オリーブ油 グリセリン	適量
	全量	1000 g に

亜鉛華軟膏ののばし方は，リント布の毛羽立った側の細い繊維の間に軟膏が入り込むようにのばす．逆の面にのばすと，使用後軟膏が病巣に付着して残り，これを除くのに病巣への余分な物理的刺激を加えることとなり，病巣の悪化につながる．上手にのばした場合，軟膏が皮膚に残ることはほとんどない．

リント布が入手できない場合は，不織布で代用できる．亜鉛華軟膏をリント布に伸ばした製品も入手できる（ボチシート 20%）．ボチシートは 5 cm 角に裁断し，四隅に 1 cm ほどの切り込み（凹凸のある部位や動きのある部位に貼付する場合）を入れて病巣部にモザイク状に貼付する．

4 泥膏（パスタ）

油脂と粉末剤を混合して泥状にしたもので，紅斑，丘疹，浸潤のある病巣に使用し，水疱，潰瘍・びらん面には用いない．小範囲の場合には指腹で，また，広範囲の場合は手掌で病巣部に薄く1日2〜3回塗布するが，多くの場合ガーゼにのばして貼布する．代表として，ウイルソン泥膏，ラッサールパスタ（表24）がある．

表24　ラッサールパスタの処方

酸化亜鉛	25 g
デンプン	25 g
加水ラノリン	25 g
白色ワセリン	25 g
全量	100 g に

5 糊膏（リニメント）

糊着剤を含み，水を主成分とする半流動性外用薬．潮紅，丘疹などの病巣に使用され，塗布すると，同部が乾燥し，あとに薄い被膜を残して皮膚を保護する．ガーゼを温湯にひたしてふきとる．代表が石炭酸亜鉛華リニメントで，1日1〜2回単純塗布する．

6 硬　膏

ピック膏，スピール膏がその代表で，皮膚によく密着する外用製剤である．テープ剤もこれに含まれる．

7 振盪合剤（ローション）

粉末剤を液体に混じたもの．懸濁性ローションと乳濁性ローションとがある．懸濁性ローションの代表がクンメルフェルド液（48頁参照）で，沈降硫黄が沈澱しているので，使用時よく振り沈降硫黄を液体中によく分散させて使用する．1日2〜3回単純塗布するが，塗布後液体は蒸発し，あとに薄い被膜を残す．

8 乳剤性軟膏（クリーム）

水と油を混じた外用薬で，両者の混合のために界面活性剤が混じられる．混合様式の違いで2つのタイプに分かれる．水の中に油が分散（oil in water；o/w）したバニシングクリーム（親水軟膏）と，逆に油の中に水が分散（water in oil；w/o）したコールドクリーム（吸水軟膏）とがある．いずれも配合された薬物の皮膚内への吸収がよいことと，塗布後水で洗い流すことができるため，配合薬の基剤として幅広く用いられている．

近年のクリーム基剤の開発はめざましく，市販の配合薬では種々のクリーム基剤が用いられている．かつて古典的な乳剤性軟膏は，炎症による自己組織の破壊産物が再逆吸収され炎症反応を倍加させるとして，湿潤病巣への使用は禁じられていたが，現在市販の配合薬では界面活性剤の刺激性も低下し，主剤の吸収効率もよくなり，抗炎症効果を発揮できるようになったため，潰瘍，広範なびらん病巣を除いた湿潤病巣にも幅広く用いられるようになっている．指腹，手掌でのばすようにして1日2～3回単純塗布するか，ガーゼ(再生ガーゼ)にのばして貼布する．

9 水溶性軟膏

ワセリン様の外観と粘稠度を持ち，水によく溶ける性質を持つポリエチレングリコール(マクロゴールまたはソルベース)が主成分であるため，分泌物を吸収して病巣部を乾燥させる作用を持つ．そのため，水疱，びらん，潰瘍面に好んで用いられる．ガーゼに2～3 mmの厚さにのばして病巣部に貼布する．分泌物を吸いとらせるため，貼布した上からガーゼを数枚重ねて覆い，その上から包帯する．1日2～3回交換する．ガーゼの枚数は分泌物の量に合わせて調節する．リント布は分泌物などを吸収しにくいので使用しない．また，油紙を使用してはいけない．

G 非ステロイド性抗炎症外用薬

非ステロイド性抗炎症薬が多数開発・市販されているが，外用薬として使用可能な薬物のうち，インドメタシン外用薬(インテバン軟膏・液)，ジクロフェナック外用薬(ボルタレンゲル)，貼付剤(ロキソニンテープ)などは，皮膚疾患の適応はなく，薬効上著明な鎮痛作用がみられることから筋肉痛，関節痛など整形外科領域で繁用されている．

皮膚疾患の治療に適応を持つ非ステロイド性抗炎症薬は表25に，また，その適応疾患(製剤による適応疾患に差がある)を表26に示す．本製剤はステロイド外用薬に比して抗炎症効果がはるかに劣るため，一般に，ステロイド外用薬を必要としない程度の炎症性病巣，あるいは，ステロイド外用による副作用防止のために使用されている．すなわち，ステロイド外用薬によって強い炎症を抑えたのちにわずかに残る炎症性病巣の治療(ステロイド後療法)，ステロイド外用薬使用によって増悪する酒皶様皮膚炎，口囲皮膚炎などに用いられてい

表 25　非ステロイド性抗炎症外用薬

一 般 名	商 品 名	主な剤形
ベンダザック	ジルダザック	軟膏・クリーム
ウフェナマート	コンベック	軟膏・クリーム
	フエナゾール	軟膏・クリーム
イブプロフェンピコノール	スタデルム	軟膏・クリーム
	ベシカム	軟膏・クリーム
スプロフェン	スルプロチン	軟膏・クリーム
	スレンダム	軟膏・クリーム
	トパルジック	軟膏・クリーム

表 26　非ステロイド性抗炎症外用薬の適応疾患

・アトピー性皮膚炎	・口囲皮膚炎
・おむつ皮膚炎	・帯状疱疹
・接触皮膚炎	・尋常性痤瘡
・貨幣状湿疹	・尋常性乾癬
・脂漏性湿疹	・褥瘡
・日光皮膚炎	・放射線潰瘍
・酒皶様皮膚炎	・熱傷潰瘍

る．

しかし，古典的外用薬を上手に使い分けた場合と本製剤との間にどれだけ治療効果に差が出るか否かについて疑問視するむきもある．特に，本製剤による皮膚刺激の面は問題を残している．スキンケア外用薬として本剤が使用されているが，必ずしも適切な外用薬とはいえない．

H　スキンケア外用薬（皮膚保護薬）

皮膚を保護し，健康な皮膚を維持するための外用製剤で，保湿剤とも呼ばれる．乾燥した皮膚，亀裂を示す皮膚，炎症徴候のほとんど消退した皮膚などを正常化するために使用される．この目的のために，かつて古典的外用薬が繁用されたが，ステロイド外用薬の登場とともに，その使用頻度が減少傾向を示し，古典的外用薬を上手に使用できる医師が少なくなっている．近年，皮膚の健康志向が高まり，また，皮膚を障害する生活環境の出現によって，スキンケア用製剤の開発が活発になっている．スキンケア用製剤の多くは一般薬，医薬部外品あるいは化粧品で占められており，医薬品としての製剤の開発が望まれる．

表 27 スキンケア外用薬

1. 古典的外用薬
オリーブ油，ワセリン，親水ワセリン，親水軟膏，亜鉛華軟膏，吸水軟膏，親水軟膏ローション(5%自家製)など
2. 医療用外用薬
アズノール軟膏，プロペト，ザーネ軟膏，ユベラ軟膏，オイラックスクリーム，ケラチナミンコーワ軟膏，ウレパールクリーム・ローション，パスタロンソフト軟膏・クリーム・ローション，ヒルドイド軟膏・ローション・クリーム・フォーム，ヒルドイドソフトなど
3. 非ステロイド性抗炎症外用薬
4. 医薬部外品・化粧品
アトピコスキンケアオイル・クリーム，パスタロンクリーム-L，ウレパールプラスクリーム・プラスローション，コラージュクリームS，コラージュDボディクリーム，ベビーオイル，化粧水，コールドクリーム，ハンドクリーム，ボディローション，サンスクリーンクリームなど

繁用されているスキンケア外用薬を表 27 に示す．古典的外用薬に属するワセリン，親水ワセリン，亜鉛華軟膏，親水軟膏，吸水軟膏，親水軟膏ローション（親水軟膏を精製水に 5〜10%濃度で混合したもの，自家製），製剤化されているアズノール軟膏，プロペト，ザーネ軟膏，ユベラ軟膏，尿素含有軟膏（ケラチナミンコーワ軟膏，ウレパールクリーム・ローション），ヘパリン類似物質含有軟膏（ヒルドイド軟膏・ローション・クリーム・フォーム，ヒルドイドソフト）などが医療用として用いられている．さらに，医薬部外品，化粧品に属するツバキ油，コラーゲン含有製剤，化粧水，コールドクリーム，ハンドクリームなどがその用途に応じて選択されている．これらのスキンケア外用薬の選択の基準は，患者の使用感が中心となっている．特に，アトピー性皮膚炎患者への処方においては，これら外用薬の皮膚刺激性が重要な問題となっており，処方後の皮膚変化の観察を疎かにしないよう注意が必要である．

I その他の外用薬

以上の外用薬のほか，潰瘍治療外用薬，尿素含有外用薬，鎮痒薬含有外用薬，粘膜用外用薬，光線治療外用薬などがある．

1 潰瘍治療外用薬

皮膚潰瘍に対する外用薬，ドレッシング材が次々と開発され，使用可能となっ

ている．膠原病に伴う潰瘍，下腿潰瘍，褥瘡などが適応疾患となる．高齢化社会を迎えて，褥瘡に対する治療の需要が高まっている．外用薬のほか，種々のドレッシング材が使用されている（表28，表40）．外用薬のうち，フィブラストスプレー（トラフェルミン）は遺伝子組み換え線維芽細胞成長因子で，サイトカイン作用を利用した外用薬である．

表28　潰瘍・褥瘡治療薬

	一 般 名	商品名（主な剤形）
外用薬	スルファジアジン銀	ゲーベン（クリーム）
	ゲンタマイシン硫酸塩	ゲンタシン（軟膏・クリーム）
	亜鉛華軟膏	亜鉛華軟膏 ボチシート
	白糖・ポビドンヨード	ユーパスタコーワ（軟膏）
	フラジオマイシン硫酸塩	ソフラチュール（貼付剤）
	アルクロキサ（アルミニウムクロロヒドロキシアラントイネート）	イサロパン（外用散）
	リゾチーム塩酸塩	リフラップ（軟膏・シート）
	トレチノイントコフェリル	オルセノン（軟膏）
	ブクラデシンナトリウム	アクトシン（軟膏）
	アルプロスタジルアルファデクス	プロスタンディン（軟膏）
	ブロメライン	ブロメライン（軟膏）
	トラフェルミン	フィブラスト（スプレー）
吸水性ポリマービーズ	カデキソマーヨウ素	カデックス（軟膏）
	デキストラノマー	デブリサンペースト
ドレッシング材	キチン	ベスキチン W-A
	ポリウレタンフィルム	オプサイト-ウンド テガダームトランスペアレントドレッシング バイオクルーシブ
	ポリウレタンフォーム	ハイドロサイト
	ハイドロコロイドドレッシング	デュオアクティブ アブソキュア-ウンド
	ハイドロコロイドジェル	ジェリパーム
	アルギナートドレッシング	カルスタット ソーブサン
	複合材料（コラーゲン含有人工皮膚）	ペルナック テルダーミス

2 尿素含有外用薬

尿素が持つ水分保有能を利用したもので，乾燥して落屑する病巣に使用される．1日1〜2回単純塗布する．角化病巣に対して使用され，また，スキンケア外用薬としても用いられる(表29)．

3 鎮痒薬含有外用薬

抗ヒスタミン薬あるいはその他の鎮痒作用を持つ薬物を含有する外用薬で，瘙痒に対して用いられるが，局所の炎症症状を伴う場合はステロイド外用薬が優る．1日2〜3回単純塗布する．カプサイシンはトウガラシエキスの主成分(トウガラシチンキ)で，通常10〜40％軟膏，液剤，貼付剤として筋肉痛，凍傷，凍瘡などに使用され，1〜4％製剤が，育毛用として使用されている．皮膚刺激性があるので，トウガラシチンキの1〜10％程度の自家製剤を調剤し，鎮痒外用薬として使用される．

表29　その他の外用薬

	商品名	主な剤形
尿素含有外用薬	ウレパール	クリーム・ローション
	ケラチナミンコーワ	軟膏
	パスタロン	ソフト軟膏・クリーム・ローション
鎮痒薬含有外用薬	オイラックス	クリーム
	レスタミンコーワ	クリーム
	ベナパスタ	軟膏
	カプサイシン軟膏(自家製)	
粘膜用外用薬	ケナログ	軟膏(口腔用)
	アフタゾロン	軟膏(口腔用)
	アフタッチ	貼付錠
	サルコート	カプセル(噴霧容器：パブライザー)
	サリベート	エアゾル
	フロリード	ゲル
光線治療外用薬	オクソラレン	軟膏・ローション
	コールタールパスタ(自家製)	

4 粘膜用外用薬

通常の外用薬が粘膜部に密着できないために開発された基剤(オラベース，カルボキシメチルセルロース)が粘膜用外用薬に用いられている．ケナログは1日1～2回局所に単純塗布し，アフタッチは1日1回局所に貼りつける．いずれもステロイド(トリアムシノロン)を含有する．アフタゾロンはデキサメタゾンを含む軟膏でケナログと同様の使用法をとる．サルコートはベクロメタゾンを含む粉末で，びらんまたは潰瘍部に噴霧する．サリベートは人工唾液で，シェーグレン症候群などの口腔粘膜乾燥に使用される．1回1～2秒間(約1mLに相当)の噴霧を数回施行する．

フロリードゲルは粘膜用に開発されたミコナゾール系抗真菌薬である．1回量ゲル2.5～5gを口腔内に塗布する．病巣が広範囲の場合には，口腔内にできるだけ長く含ませてから嚥下させることも可である．1日4回(毎食後と就眠前)繰り返す．

5 光線治療外用薬

光線治療外用薬は光感薬物である8-メトキシソラレン(8-MOP)を含有し，皮膚への外用後，光線照射を行う治療薬(PUVA療法)である．当初，白斑の治療薬として導入されたが，現在では，白斑の治療もさることながら，乾癬に対する治療法として繁用されている．

1．PUVA療法

PUVA(psoralen-ultraviolet light A)療法は表30のような適応症がある．

まず，健常皮膚に8-MOP含有軟膏あるいはローションを単純塗布し，5分～2時間後(この間隔は大差ないとされている)，軟膏の場合はふきとり，ローションではそのままで，長波長紫外線(ultraviolet light A；UVA，320～400nm)を時間をかえて照射する．24時間後に照射部位の皮膚変化を観察し，紅斑をきたす最小UVA量を測定する(最小紅毒量 minimum phototoxic dose；MPD)．続いて，乾癬病巣部に8-MOP含有軟膏あるいはローションをMPD測定時と同様に単純塗布し，軟膏はふきとり，UVAを1/2～2/3MPD量照射する．軟膏，ローションは病巣部の辺縁より1～2mm内側に外用する．薬物が拡散し健常皮膚に障害を与えないようにするためである．UVA量は基本的には1/2～2/3MPDを照射するが，症例に合わせて照射後の皮膚反応を観察しながら，少量から徐々に増量していくとよい(図4)．

8-MOPを内服して2時間後にUVAを照射する方法も行われ，8-MOP内服

表 30　PUVA 療法の適応疾患

・尋常性白斑	・円形脱毛症
・尋常性乾癬	・結節性痒疹
・乾癬性紅皮症	・扁平苔癬
・膿疱性乾癬	・皮膚悪性腫瘍
・掌蹠膿疱症	・皮膚 T 細胞リンパ腫など

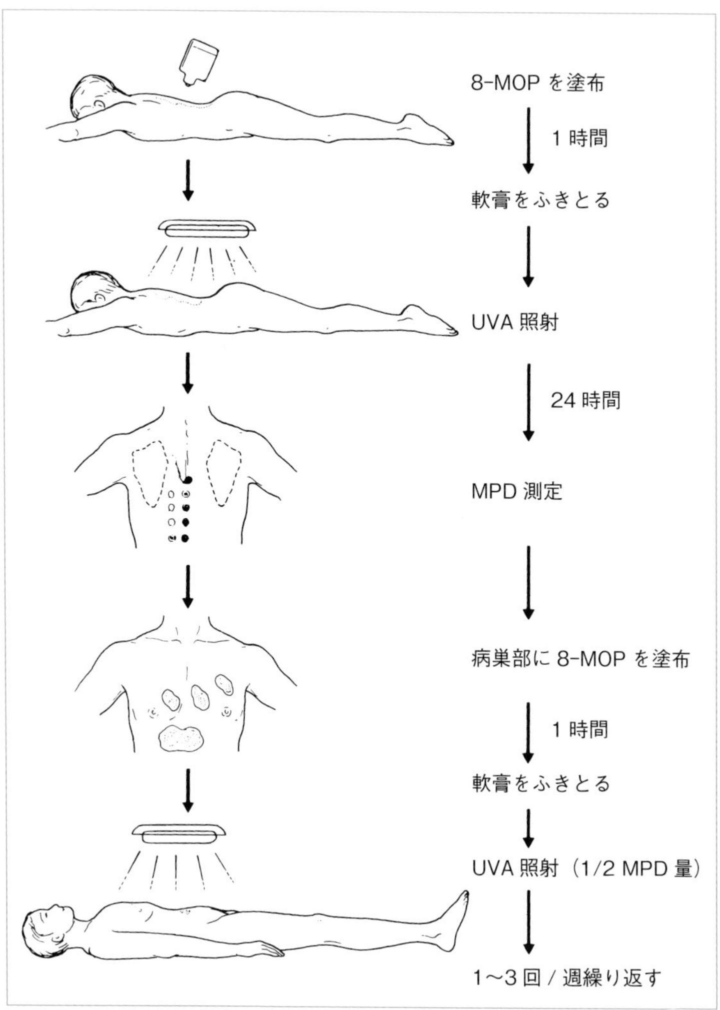

図 4　PUVA 療法

表31　コールタールパスタの処方例

精製コールタール	0.1～5g
酸化亜鉛，微末	2g
デンプン	50g
白色ワセリン	適量
	全量　100gに

療法あるいは内服PUVAと呼ばれている．8-MOP内服療法は欧米で広く行われている．8-MOPを内服するか外用するかの違いで，UVA照射は8-MOP外用時と同じ手順で行う．

PUVA療法の副作用として，UVA量が大となって皮膚の発赤から日光皮膚炎にみられる水疱形成までの光毒性反応，表在性光線汗孔角化症，日光角化症，脂漏性疣贅，ボーエン病などの皮膚腫瘍，色素沈着などがある．色素沈着はPUVA療法の効力を減弱させる．

2．ゲッケルマン療法

コールタールも光感薬物であるが，コールタールパスタは自家製品以外の入手は困難である(表31)．コールタールパスタは尋常性乾癬の治療法として古くから用いられている．ゲッケルマン(Goeckermann)療法である．

コールタールパスタ(0.1～5%)を，はじめ濃度の低いものから用い，刺激症状のないとき，徐々に濃度をあげていく．軟膏べらで1～3mmの厚さに病巣上に直接塗布して，その上からガーゼで覆う．包帯をして10～12時間そのまま放置する．続いて軟膏べらで軟膏を削り落とし，さらにオリーブ油を脱脂綿に含ませ残っている軟膏をふきとり，紫外線(太陽灯あるいは短波長紫外線UVB)を照射する．紫外線量は，はじめ70cmの距離から1分間照射し，刺激症状がなければ，距離30cmから5～7分の照射を行う．照射後入浴させ，石鹸を用いて鱗屑と残りの軟膏を完全に洗い流す．1日1回この操作を繰り返す(図5)．

副作用は毛嚢炎，色素沈着で，悪性腫瘍発生については明らかでない．

J　包帯法

外用療法において，①膏薬を固定するため，②かゆみによる掻破を防止するため，③外界からの刺激を遮断するために包帯が重要な役割を果たす．

1) 顔面：お面を作る(図6)．

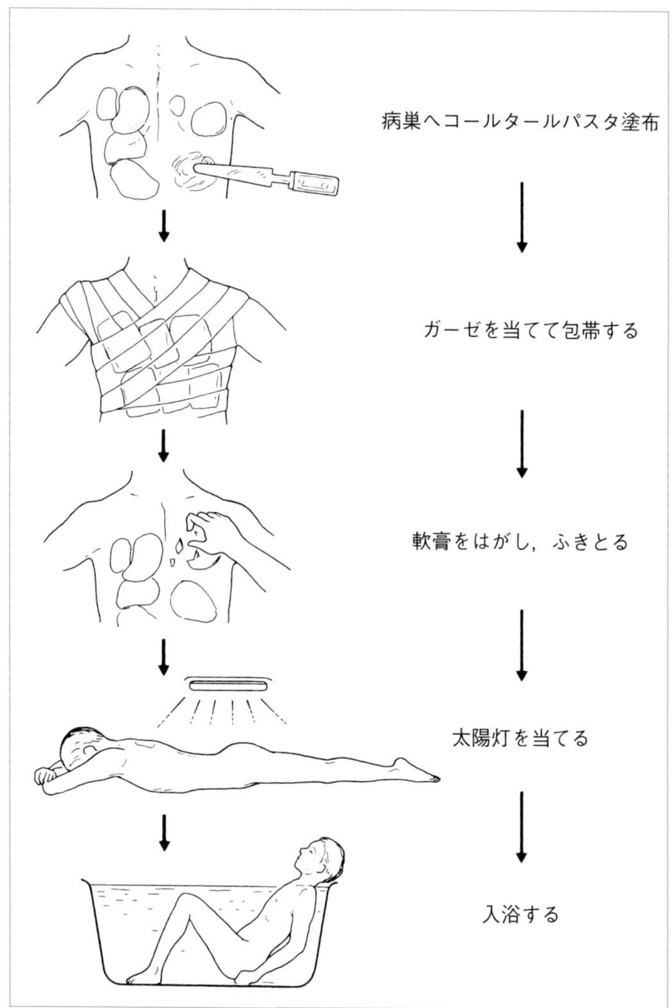
病巣へコールタールパスタ塗布
ガーゼを当てて包帯する
軟膏をはがし，ふきとる
太陽灯を当てる
入浴する

図5　ゲッケルマン療法

2) 体幹：膏薬を貼りつけた上から，ガーゼ包帯（ガーゼを折りたたんで幅10 cm 程度，長さ1〜2 m 程度の包帯を作る）をまき，その上から伸縮性ネット包帯で固定するか（図7），ガーゼ包帯のかわりに，ガーゼまたはさらしの肌着（図8）を作って着用させ，その上から伸縮性ネット固定する

3) 四肢：ガーゼ包帯の上から伸縮性ネット包帯あるいは伸縮包帯を用いて固

定する(図9)

4)手足：手には処置後大きめの木綿の手袋を使用し，足には木綿のくつ下または伸縮包帯を使用する

小児の首や瘙痒の激しい部位には伸縮包帯は使用しない．夜間の体動・搔破によって包帯がきつく締まるからである．乳幼児では窒息した例もある．

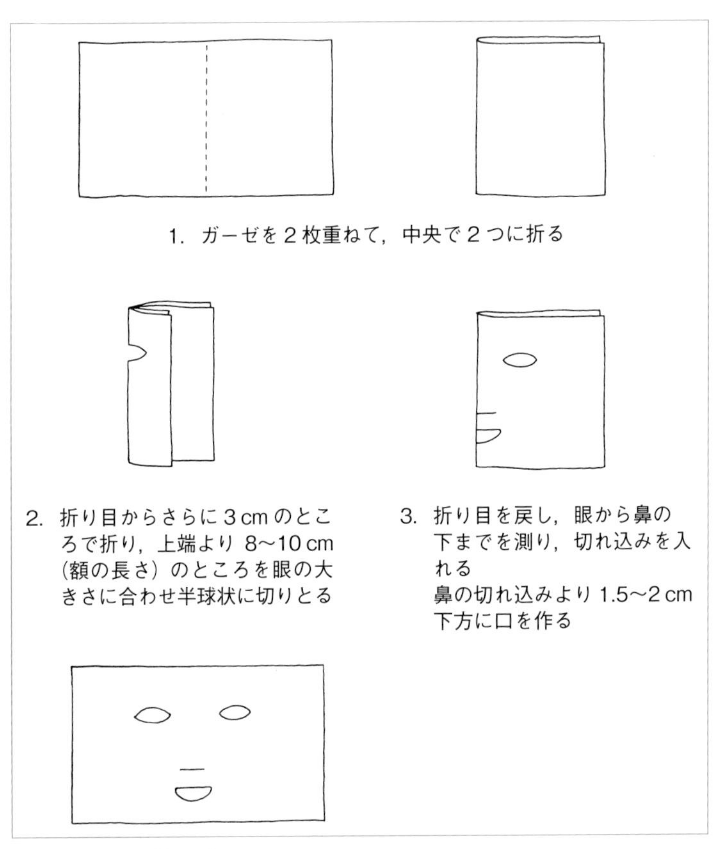

1. ガーゼを2枚重ねて，中央で2つに折る
2. 折り目からさらに3 cmのところで折り，上端より 8〜10 cm（額の長さ）のところを眼の大きさに合わせ半球状に切りとる
3. 折り目を戻し，眼から鼻の下までを測り，切れ込みを入れる
鼻の切れ込みより 1.5〜2 cm 下方に口を作る

図6　お面の作り方

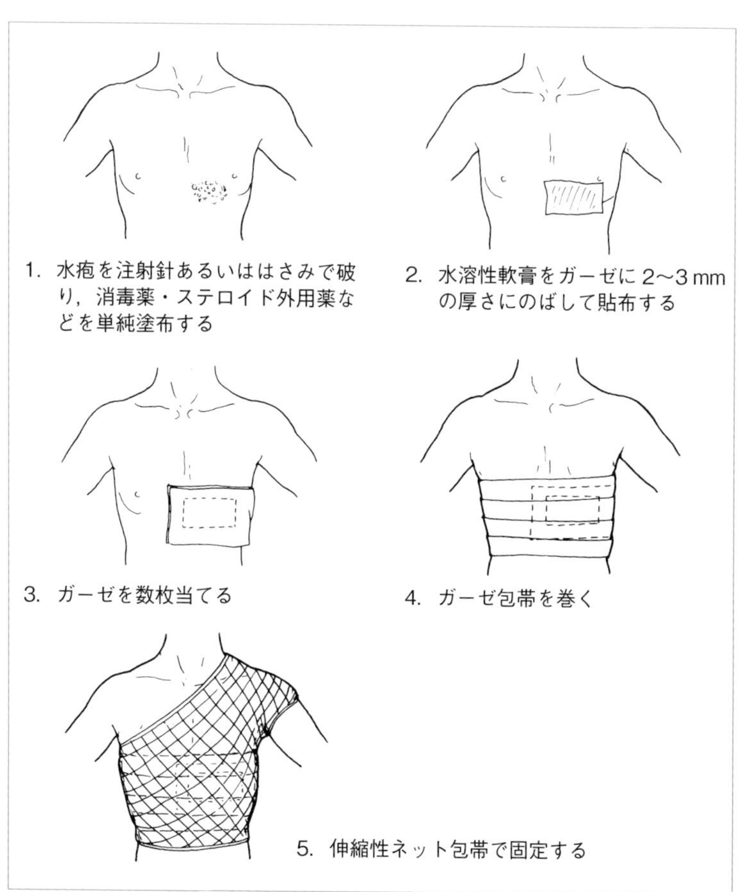

1. 水疱を注射針あるいははさみで破り，消毒薬・ステロイド外用薬などを単純塗布する
2. 水溶性軟膏をガーゼに 2〜3 mm の厚さにのばして貼布する
3. ガーゼを数枚当てる
4. ガーゼ包帯を巻く
5. 伸縮性ネット包帯で固定する

図7　水疱・小水疱を示す病巣への包帯の仕方

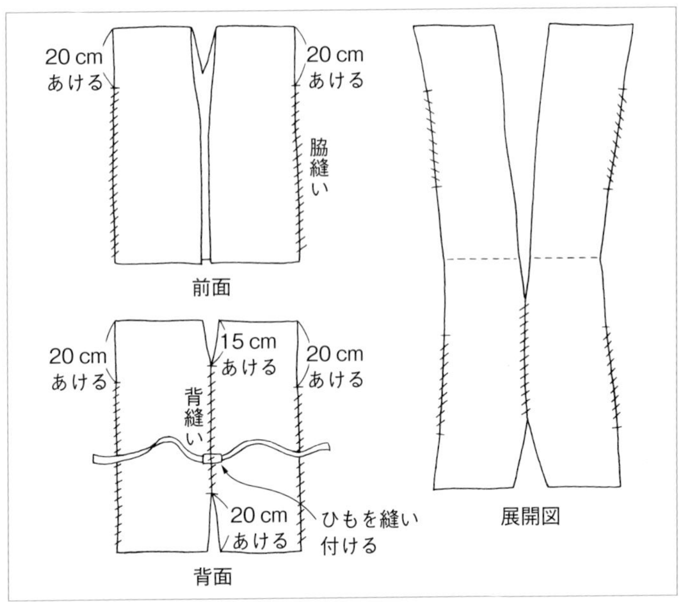

図8 ガーゼまたはさらしの肌着の作り方

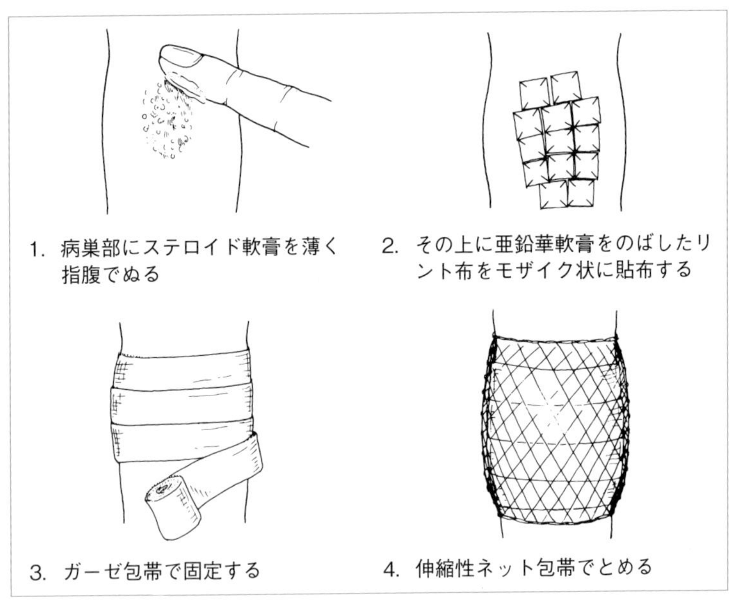

図9 軟膏包帯の仕方

第3章
外用療法 Q&A

A　ステロイド外用療法

Q1―ステロイド外用薬はどのようなときに使用すべきか

ステロイドの抗炎症効果が病巣局所に発揮されることを期待する治療法であるため，表7(8頁参照)に示すような炎症性皮膚疾患が適応となる．しかし，ステロイド外用薬を使用することによってそれら疾患のすべての症状に治癒が期待されるものではない．時に，ステロイド全身投与が効果を発揮する場合もある．この場合には，ステロイドを外用した場合と全身投与を行った場合の功罪を計算したうえで，そのいずれをとるかを決定することになる．

一般にステロイド外用薬を適応とするのは以下のような場合である．

1)炎症性病巣が限局されている場合

2)炎症性病巣で感染症が否定されている場合

3)広範囲炎症性皮膚疾患であっても，皮膚のみが標的臓器となっている場合

4)広範囲に及ぶ炎症性皮膚疾患で，経過観察上，ステロイド全身投与をしたくない場合

などであるが，経験を積んだ皮膚科医の場合，それぞれの症状に対してステロイド外用のみで症状制圧が可能か否かは判断ができる．

ステロイド外用が適応となる皮膚症状は，炎症性皮膚疾患が示す症状である．①紅斑，②丘疹，③漿液性丘疹，④小水疱・水疱，⑤膿疱，⑥苔癬化局面，⑦結節などが含まれるが，これはあくまでも感染症が否定されている病巣であることが大切である．

Q2―ステロイド軟膏とステロイドクリームの使い分けは

ステロイド軟膏の基剤は主にワセリンであり，ステロイドクリームの基剤は乳剤型膏薬(クリーム)基剤となっている．近年のクリーム基剤の開発はめざま

しく，含有する薬物の経皮吸収効率の亢進と使用感の改善が行われており，さらに界面活性剤による刺激が軽減されているため，非常によいクリーム基剤が使用されるようになっている．そのため，これまでいわれていた軟膏基剤とクリーム基剤との使い分けに，大きな変革がみられる．気候，地域，患者の皮膚の性状にもよるが，患者のアドヒアランスを考慮してクリーム基剤を選択する皮膚科医も増加している．

軟膏基剤のステロイド外用薬は急性炎症症状のうち，紅斑，丘疹がその適応となる．水疱形成を示す可能性がある場合には，軟膏基剤によって形成される病巣表面への薄い被膜が滲出液の局所貯留をきたして，予期せぬ瘙痒を発生し，病巣部の掻破を引き起こして病巣の増悪をきたす．慢性の乾燥性病巣に対しては軟膏基剤のステロイド外用薬が効果を発揮する（表 32）．

一方，クリーム基剤のステロイド外用薬は万能的性格をもつように考えられているが，漿液性丘疹を形成する程度の病巣には，ステロイドの経皮吸収を亢進させ，症状の鎮圧を行い，小水疱の出現をも抑制するため効果を期待できるが，比較的大きな水疱を形成する場合には使用法が難しくなる（Q50，84 頁参照）．慢性の皮膚病巣に対しても，ステロイドクリームの使用適応はある（ステロイド吸収効率が高い）が，この場合，ステロイドクリームの単純塗布に加えて，古典的外用薬（亜鉛華軟膏など）による重層療法を行うか，あるいは，ステロイドクリームを用いた密閉療法（ODT）を行うことで治療効果をあげうる．

表 32　ステロイド軟膏とクリームの使い分け

	紅斑	丘疹	漿液性丘疹	小水疱	水疱	膿疱	苔癬化	びらん	角化	結節
軟膏	●	●	●				●	●	●	●
クリーム	●	●	●	●	●	●	●			●

Q3―ステロイドローション剤の効果的な使用法は

ローション剤は病巣部皮膚を乾燥させると同時に，局所に薄い被膜を形成して皮膚を保護する作用があることと，液体基剤であるため使用感がよく患者の要望の多い製剤である．一般には硬毛が存在する部位の病巣に使用されるが，同時に，急性炎症時にも使用可能である．硬毛がある部位では，毛をかき分けて病巣部皮膚に薬物が密着するように塗布する必要がある．患者に使用方法を徹底していない場合，薬物は硬毛に付着することが多く，病巣部に付着しない結果となり，治療効果が激減することがあるため注意を要する．

ステロイドローション剤の使用方法として，急性期症状，すなわち浮腫性紅斑，漿液性丘疹などの症状に対して，ローション剤の外用と古典的外用薬（亜鉛華軟膏あるいは水溶性軟膏）の重層療法も試みるべきである．急性炎症病巣に対してローションの外用が非常に簡単であり，病巣部に刺激を与えない形で薬物を塗布しうるからである．ただし，ローション基剤に配合されるアルコールの皮膚刺激に注意する必要がある．

Q4—ステロイドスプレー剤の効果的な使用法は

ステロイドスプレー剤の種類は少ない（表 33）．軟膏，クリームを塗布する際の物理的刺激を避けるうえではスプレーによるステロイドの散布は理想的であるが，その実，皮膚科医の間では使用頻度は低い．皮膚表面に撒布されたステロイドの経皮吸収効率に問題を残していることと，スプレーによる皮膚刺激が問題となっているためである．スプレー剤は主として，硬毛の生育する部位の病巣に使用されている．この場合，ローションにおけると同様，あるいはそれ以上に，硬毛部病巣の皮膚に薬物が付着するよりも，硬毛に薬物が散布される傾向があるためである．

使用にあたっては，硬毛をかき分け，病巣皮膚にスプレーすることを十分に説明しておく必要がある．

表 33　ステロイドスプレー剤

フルコートスプレー
トプシムスプレーL

Q5—strongest ステロイド外用薬の適応は

strongest ステロイド外用薬として，デルモベート，ジフラール，ダイアコートがある．これらは抗炎症効果が非常に強いため優れた外用薬といえる反面，ステロイド外用薬の副作用も最も強く発現する．大部分の炎症性皮膚疾患は strong から very strong までのステロイド外用薬で治療可能で，strongest 外用薬の必要性を認めない皮膚科医もいる．

適応疾患は，

1) 数回の外用で完全治癒が可能な急性炎症性疾患，たとえば，非常に強い反応を起こしている虫刺症，強い水疱形成が予測される日光皮膚炎(日焼け)，限局するが高濃度のアレルゲンと接触した急性の接触皮膚炎など

2) 急性症状に対して3〜5日間外用し，急性症状の鎮圧をみたうえでstrongないしはmedium or mildの外用薬に切りかえる場合

3) very strongまでのステロイド外用薬で効果がみられない難治性皮膚疾患，たとえば，慢性円板状エリテマトーデス，扁平苔癬，結節性痒疹

などである．3) の場合も 2) におけるのと同様，短期間で使用を中止できることが使用決定への目安となる．strongest外用薬を1週間使用しても効果がみられないときには，他の治療法を検討すべきである．また，

4) strongest外用薬を外来処置時のみに使用し，患者には手わたさない

といった使い方も行われている．

一般にstrongest外用薬は，乳幼児・小児および高齢者の皮膚には使用しないほうがよい．皮膚萎縮をきたすためである．特に，乳幼児皮膚には禁忌である．

Q6—ステロイドテープ剤の使い方とその適応は

テープ剤はODT(密封療法)の簡便法として開発されたステロイド外用薬の剤形である．病巣の大きさより1〜2 mm程度大きくテープを切り，病巣部に貼りつける．1日1回，入浴後に貼るとよい．透明なテープが病巣部に密着することから，本来のODTより簡便かつ美容上に優れるが，テープ剤に使用される粘着物質による皮膚刺激に注意を要する．テープ剤を使用し，1日後の皮膚反応を観察したうえ，テープ剤使用の継続の可否を決定するとよい．乾燥した浸潤・肥厚を示す病巣が適応となる．ヴィダール苔癬，尋常性乾癬，扁平苔癬，結節性痒疹などが適応疾患となる．

密閉効果があるため，細菌・真菌感染を伴う病巣には禁忌であり，また，滲出液を伴う湿潤性病巣にも使用すべきでない．繰り返して使用する場合には，毛嚢炎などの細菌感染，表在性真菌感染症を併発しやすい．特に，夏期での使用はそれら感染症併発の頻度が高くなるので，夏期での使用はさし控えるほうが望ましい．

Q7—ステロイド ODT の適応は

ステロイド ODT の方法は図 2(14 頁)を参照されたい.

ステロイド ODT の適応症状は浸潤・肥厚を示す病巣で，適応疾患は表 34 に示すものがあげられる．ステロイドが，単純塗布に比して大量に吸収されるため，皮膚萎縮などのステロイド皮膚症を発生しやすく，また，密閉状態を作るため，皮膚常在菌の繁殖，細菌感染，真菌感染の併発が起こりやすくなるので注意を要する.

表 34　ステロイド ODT の適応疾患

・接触皮膚炎・アトピー性皮膚炎の慢性病巣	・慢性光線皮膚症
・ヴィダール苔癬	・持久性隆起性紅斑
・結節性痒疹	・毛孔性紅色粃糠疹
・乾癬	・悪性円形脱毛症
・類乾癬	・悪性リンパ腫
・扁平苔癬	・ケロイド
・光沢苔癬	・肥厚性瘢痕
	など

Q8—ステロイド局注の方法とその適応は

ステロイド懸濁液(ケナコルト A 皮内用関節腔内用水懸注，デポ・メドロール水懸注など)を 0.5〜2%のキシロカインに 2〜10 倍(多くは 5 倍液，10 倍液)に希釈し，病巣部皮内に注射する．浸潤・肥厚を示す病巣がステロイド局注の適応となり，薬物注入に力を加えなければならないので，ロック付注射器(1〜2 mL 用)を使用する．病巣部皮内に注射針を刺し，注射針による血管損傷(フローバック)のないことを確かめたうえで，0.05〜0.1 mL 程度の薬液を注入する．順次，場所を移動しながら，同様に薬液を注入していく(図 10).

適応疾患を表 35 に示す．そのほかにサルコイドーシス，円形脱毛症，悪性リンパ腫などもあげることができるが，ステロイド局注以外の治療法との効果の比較，あるいはステロイド局注による皮膚への影響などとの損得計算のうえから，あまり行われなくなっている．ステロイド局注が頻繁に行われる疾患はケロイド，肥厚性瘢痕であり，ダーモジェット(DermoJet® needleless injector，空気圧によって薬液を皮膚表面から皮内に注入する)を使っての治療

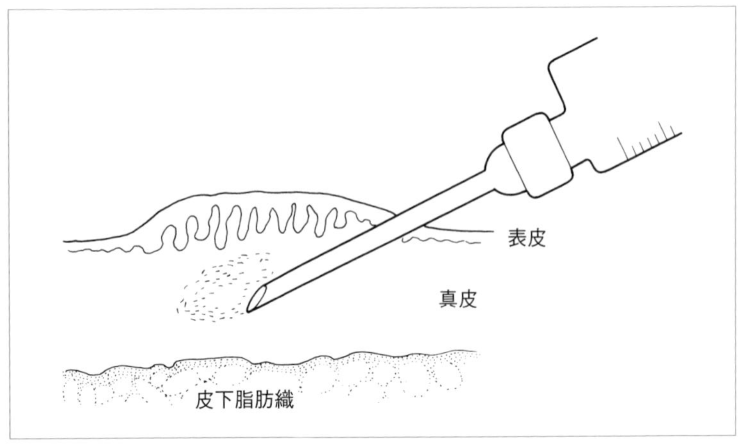

図 10　ステロイド局注法

表 35　ステロイド局注の適応疾患

- ヴィダール苔癬
- 結節性痒疹
- ケロイド
- 肥厚性瘢痕（瘢痕ケロイド）

が行われ，注射針による局注よりも患者への苦痛が少ないため繁用されている．

この治療法の副作用は，ステロイド外用による副作用と同じであるが，特にステロイドが高濃度に皮内に注入されるため，局所皮膚の萎縮に注意が必要．また，使用されるステロイド量によっては，ステロイド全身投与と同等の副作用も出現する．

Q9―ステロイド外用薬を他の外用薬と混合して用いるねらいは

strong あるいは very strong の強さのステロイド軟膏あるいはクリームを，白色ワセリン，アズノール軟膏，亜鉛華軟膏，ウレパールクリーム，ケラチナミンコーワ軟膏，ザーネ軟膏，オイラックスクリーム，ヒルドイドソフトなどに，1：1 から 1：3 程度に混合して使用されている．混合剤を使用する理由は，

1）ステロイドの使用量を減少させる

2)チューブからしぼり出して外用するよりも，容器に入れた混合剤のほうが使いやすい

3)広範囲の病巣への外用が行いやすくなる

4)ステロイドの量を症状に応じて調節できる

5)かつての保険制度では，1回の診療で処方できるステロイド外用薬の量に制限があり(現在制限はなくなっているが,保険審査で査定されることがある)，広範囲病巣に対してステロイドを希釈して外用させる

などである．

混合剤作製にあたり，混合剤の薬効や混合される外用薬の基剤の特性を失わないようにしなければならないので，薬剤師の意見を参考にするとよい．

【処方例】

①リンデロン-V 軟膏・アズノール軟膏
②リドメックス軟膏・亜鉛華軟膏
③パンデルクリーム・ウレパールクリーム
④リドメックスクリーム・ケラチナミンコーワ軟膏

ステロイド外用薬の混合剤を使用すべきでないとする意見がある．その根拠は，

1)混合剤にすることによって，ステロイド外用薬本来の製剤としての性質を変化させてしまうおそれがあり，また，薬効を低下させることがある

2)均一な混合剤の作製が難しい

3)ステロイド外用薬を他の外用薬と混合(1：1～1：5混合)しても，薬効としてみた場合，ステロイドの希釈効果はほとんど出ず，希釈がある程度以上になると急に薬効が減弱する傾向がある

4)ステロイド外用薬の使い方を上手に行えば，それほどたくさんのステロイド外用薬を処方する必要がない(Q11，46頁参照)．

5)混合剤にした場合，患者あるいは他の医師が患者の使用している外用薬の内容を理解できない

などである．混合剤を使用するか否かは，処方医の外用薬についての知識の度合とそれが使用されるべき皮膚病巣の性状とによる．

Q10—ステロイド外用薬は炎症性皮膚疾患に対して万能か

感染症が否定された炎症性皮膚疾患に対して，ステロイド外用薬は万能のようにみえる．しかし，ステロイド外用薬の使用法を間違えると逆効果ともなりうる．たとえステロイド外用薬の適応疾患であっても，ステロイド外用薬使用後の皮膚の変化を詳細に観察することを怠ってはいけない．その典型例がステロイド外用薬による接触皮膚炎，ステロイド酒皶であり，種々のステロイド外用薬による副作用症状である(表14，15頁参照)．

B　外用薬の使い方

Q11—外用薬はどのくらいの厚さにぬるのがよいか

医療用配合剤と古典的外用薬(基剤)とで外用薬の塗布量とその外用方法は異なる．

医療用配合剤の代表であるステロイド外用薬(特にステロイド軟膏およびクリーム)の場合には，病巣上に密着して，薄い被膜を作らせる形で外用する．病巣部皮膚の肌目(皮野と皮溝)にまで外用薬が行きわたるよう，できるだけ薄くのばすように外用することが望ましい．皮膚の肌目にまで外用薬が密着するようにするため，「擦り込んで外用する(塗擦)」という言葉が使われているが，病巣部皮膚の摩擦は瘙痒の誘発と摩擦による物理的刺激を介して病巣の悪化をきたすおそれがあるため，外用薬を擦り込むというよりは，できるだけ薄くのばすよう(単純塗布)患者を指導する．抗真菌薬，抗細菌薬の外用薬においても同じである．

古典的外用薬の場合は2通りの使用法がある．いずれも皮膚の保護が使用目的である．医療用配合剤の場合と同様，病巣に薄くのばすようにして外用する方法(単純塗布)と，リント布あるいはガーゼ(再生ガーゼ)に少し厚めにのばして外用する方法(貼布)とである(図7(37頁)，図9(38頁)参照)．前者はさらに2通りの外用法に分けられる．すなわち，病巣の状態によって，古典的外用薬のみを病巣に外用する場合と，ステロイド外用薬を単純塗布(下ぬり)した上からさらに古典的外用薬をぬり重ねる，上ぬり法である．いずれの場合も病巣部を保護するように薄くのばして外用する．また，アトピー性皮膚炎のように，乾燥肌の中に湿疹病巣が撒布されているような場合，古典的外用薬あるいはスキンケア外用薬を全体に薄くのばすように外用し，その上から湿疹病巣にステロイド外用薬を薄くぬり重ねるのもよい．

古典的外用薬を，リント布あるいはガーゼに2〜3 mmの厚さにのばして病巣部に貼布する方法が本来の膏薬療法の姿で，外用薬の治療効果を最大に発揮しうる方法である．病巣部の状態に応じて，古典的外用薬のみを貼布するか，あるいは，ステロイド外用薬を単純塗布した上に古典的外用薬を貼布する(重層療法)．

注　FTU (finger tip unit)：近年アトピー性皮膚炎患者への外用法の目安として，FTUが指摘されている．外用薬を口径5 mmのチューブから成人の第2指末節指腹の長さに絞り出し(約0.5 gに相当)，それをのばして手掌大の2倍の領域の病巣にぬる方法である．確かに初心者に対する指導法としてはよい目安であるが，外用薬の種類(軟膏，クリームの違い)，軟膏チューブの種類に加えて，病巣皮膚の性状(乾燥あるいは湿潤，急性あるいは慢性病巣など)により必要な外用薬の量が変化し，不十分なぬり方となりかねない．一番よいぬり方は，処方者が，軟膏を手に取り，上手にのばしてぬってあげたときの病巣の治り具合を会得することであり，その感覚を患者皮膚で実践する形で患者指導を行うことができる．ぬり方ひとつで治療効果に差が出ることを修練して欲しいものである．

Q12—外用薬は1日何回ぬるのがよいか

単純塗布，重層療法，ODTなどの外用法の違いによって外用回数が異なる．ステロイド外用薬の単純塗布では，1日2〜3回外用する．ステロイドODTでは1日1回施行する．重層療法の場合も1日2回施行するのが望ましいが，1日1回の施行でも十分な効果を発揮するので，多くの場合，1日1回施行されている．ただし，滲出液の多い病巣に対しては1日2〜3回施行する必要がある．また，乾癬治療のための活性型ビタミンD_3とステロイドの配合薬では，ビタミンD_3の過剰投与を避けるため1日1回の外用となっている．

現在繁用されている抗真菌外用薬のほとんどは，1日1回外用するだけで効果をあげるようになっている．入浴後に外用するよう指導するとよい．その他の外用薬もすべて1日2〜3回の単純塗布が基本となっている．

瘙痒の強い病巣では，掻破による病巣の悪化が予測されるので，基本的な外用回数に加えて，瘙痒発現時の外用を指導するのもよい．

Q13—古典的外用薬はどのくらい使われているか

古典的外用薬に種々の薬物を配合した配合剤がかつて繁用されたが，ステロイド外用薬の登場とともに徐々に使用されなくなりつつある．しかし，皮膚科医の間では，今なお古典的外用薬を駆使して，治療効果の向上がはかられている．

現在もなお幅広く使用されている古典的外用薬の代表は，白色ワセリン，亜鉛華軟膏と水溶性軟膏で，これらの単純塗布および重層療法が行われている．また，これらにアクリノール，抗細菌薬などの薬物を配合しても使用されている．亜鉛華軟膏は，すでにリント布にのばしてある製品(ボチシート)が入手可能である．軟膏をのばしたリント布を5 cm角に裁断し，四隅に1 cmずつ切り込んで病巣に貼布する(図3，24頁参照)．

チンク油もしばしば使用されているが，これは水疱を形成する可能性がある病巣には禁忌(病巣に厚い被膜を作り，二次感染を引き起こすため)であるため，皮膚科医の間では推奨されない治療薬となっている．

石炭酸亜鉛華リニメント(俗称カチリ，石亜塗)は，水痘のように散在性に出現する小水疱，汗疹に用いられるが，集簇する水疱(帯状疱疹など)ではチンク油と同様の合併症を起こすので注意を要する．

クンメルフェルド液は痤瘡の治療薬として現在もなお高い評価を得ているし，サリチル酸ワセリン，サルチル酸アルコールも角化性病巣の治療に多用されている．

<古典的外用薬の処方>

①石炭酸亜鉛華リニメント

液状フェノール	2.2 mL
トラガント	5.0 g
グリセリン	3.0 mL
酸化亜鉛	10.0 g
水	適量
全量	100 mL に

②クンメルフェルド液

精製イオウ	5.0 g
カンフル(*d*- または *dl*-)	0.5 g
アラビアゴム末	3.0 g
石灰水	50 mL
ローズ水	適量
全量	100 mL に

③サリチル酸ワセリン

サリチル酸	5.0 g(または 3.0 g)
白色ワセリン	95.0 g(または 97.0 g)

④サリチル酸アルコール

サリチル酸	3.0 g(または 5.0 g)
グリセリン	10.0 g
エタノール	適量
全量	100 mL に

Q14—重層療法は必要か

ステロイド外用薬の出現により，軽症の皮膚病巣はステロイド外用薬の単純塗布によって治癒に導くことが可能となった．そのため，古典的外用薬を用いた膏薬療法(外用療法)が効果のないものであるかの印象を与えてしまった．しかし，皮膚病巣の治療にあたって，たとえ軽症の病巣であっても，ステロイド外用薬の単純塗布のみでは不十分で，古典的外用薬である亜鉛華軟膏あるいは水溶性軟膏による重層療法が治療効果を倍加させる．重層療法の実際については 24 頁および図 3，図 7(37 頁)，図 9(38 頁)を参照．

重層療法の利点は，

1)ステロイド外用薬の単純塗布のみでは補えない病巣の状態に応じた膏薬の効果，すなわち湿潤状態のときには吸水効果を，乾燥状態のときには軟膏による保護効果などを発揮させ，病巣皮膚の正常化をはかることができること

2)病巣部の湿布作用が期待できること

3)外界刺激からの病巣部の保護

4)掻破の防止

などがあげられる．

重層療法はステロイド外用薬使用時のみでなく，抗細菌，抗真菌外用薬使用

時にも，病巣の状態によっては施行されるべき療法である．重層療法は手技の面倒さと美容上の問題を含むので，便法として，軽症例では，昼間は単純塗布を行い，夜入浴後に重層療法を施行するのもよい．

Q15—外用薬を季節によって使い分ける必要があるか

季節変化によって外用薬の選択は必須である．外用薬の主剤の選択は病巣の状態によって決定されるが，季節の変化は基剤の選択を必要とする．

冬に皮膚が乾燥傾向にあるときには軟膏基剤を用いるとよい．春・秋では軟膏・クリーム基剤のいずれの外用薬の使用も可能で，個々の病巣皮膚の乾燥度合が，両者の選択を決める．夏では軟膏基剤の使用は不快感を誘発させることが多いため，クリームあるいはローション基剤の外用薬を使用するとよい．しかし，これは一般的目安であり，個々の病巣の状態，患者の持つ皮膚の性状と季節とを組み合わせた選択が必要となる．

Q16—外用薬はいつまで使用し続けることが必要か

1 ステロイド外用薬の場合

病巣の炎症徴候，すなわち発赤，腫脹，丘疹，浸潤などが鎮圧された時点でステロイド外用薬の使用を中止する．また，炎症徴候が鎮圧されても瘙痒感が残る間は外用を続けることもある．多くの場合，発赤がとれ，丘疹が扁平化し，浸潤がとれた時点でステロイド外用薬の使用を中止し，あとに残っている落屑，ごくわずかに隆起を示す丘疹などに対しては，亜鉛華軟膏，スキンケア外用薬などの単純塗布を行う．

2 抗真菌外用薬の場合

病巣の炎症徴候が鎮圧されてから，約 1 ヵ月くらい外用して中止する．実際には，炎症徴候がとれた時点で真菌検査を行い，真菌要素が検出されなければ，抗真菌薬の使用を中止してもよいが，念のため，さらに 1 ヵ月くらい外用してから中止する．真菌感染は再燃する傾向があるため，長期の外用（1〜2 ヵ月）が勧められている．真菌要素が検出される場合にはさらに 1 ヵ月外用を続け，再度真菌検査を施行し，真菌検査の結果によって治療継続の有無を判定する．以後1〜2週間ごとに真菌検査を繰り返して，治療の継続を判定する．

爪病巣の場合は，症状の変化がゆっくりしているため，半年から1年くらいの外用が必要となる．

3 抗細菌外用薬の場合

炎症徴候がとれたら外用を中止する．

4 古典的外用薬，スキンケア外用薬の場合

湿潤，乾燥など皮膚症状が改善するまで外用を続ける．

Q17—湿布剤の種類とその適応は

1 湿布剤の種類

表36に示すものがある．

表36　湿布剤の種類

1. 冷水
2. 生理食塩水
3. ハイアミン液(0.02%)
4. 抗細菌薬含有液
5. 古典的外用薬

2 湿布剤の使い方と適応

急性炎症徴候(発赤，腫脹，瘙痒，疼痛など)を示す病巣に湿布を施行するとよい．病巣部を清潔な冷水，生理食塩水に2〜5分浸漬し，水分をふきとったのち，ステロイド外用薬などの処置を行う．これを1日2〜3回繰り返す．

感染を伴う潰瘍に対して抗細菌薬含有液による湿布が用いられる．さばいたガーゼを抗細菌薬含有液に浸して用いるか，潰瘍面に当て，その上から注射器で抗細菌薬含有液をふりかけ，その上からガーゼを当てて包帯をする．

古典的外用薬は，湿布作用を果たすので，亜鉛華軟膏や水溶性軟膏などの重層療法(38頁参照)を行う．

Q18—非ステロイド性抗炎症外用薬はどのようなときに使用するか

ステロイド外用薬に比して抗炎症効果が弱いので，非ステロイド性外用薬の用途は限られている．

1)ステロイド外用薬の副作用症状であるステロイド酒皶，口囲皮膚炎など

2)ステロイド外用薬を必要としない程度の非常に軽症の炎症性皮膚症状

3)アトピー性皮膚炎などの長期にステロイド外用薬の連用を必要とするとき，症状が軽快傾向にある病巣の外用療法として使用し，ステロイド使用量を減少させたいとき

4)日焼けの炎症徴候の防止

などである．いずれの場合においても古典的外用薬，スキンケア外用薬の使用による効果よりも，わずかに優位であるが，その差が軽微のため，あえて非ステロイド性抗炎症外用薬の使用の必要性を認めない皮膚科医も多い．ただし，

5)帯状疱疹，関節炎などの疼痛の軽減には効果を発揮する．

Q19—スキンケア外用薬の種類は

皮膚疾患治療用外用薬のなかで，スキンケア用として使用できる外用薬は限られている．古典的外用薬であるオリーブ油，ワセリン，亜鉛華軟膏はスキンケア用としても使用可能であるが，ぬり心地と塗布後の美容上の要求を十分に満たしていない．むしろ医薬部外品，化粧品類によいものが市販されており，それらを利用する場合もある．

また，スキンケア用として皮膚の保湿効果を目的とした尿素含有外用薬が開発され，繁用されている(例：ケラチナミンコーワ，ウレパール，パスタロンソフト)．入浴後に使用すると効果を発揮することが多い．しかし，湿ったままの皮膚に外用すると，皮膚表面がヌルヌルとなり不快感を伴うことがあるので，入浴後，局所の水分をよくぬぐってから外用するよう指導する必要がある．

スキンケア外用薬として，ザーネ，ユベラ，ヒルドイド，ヒルドイドソフトも繁用されている．非ステロイド性抗炎症外用薬も使用されるが，皮膚刺激に対する観察が必要である．

医薬部外品として，アトピコスキンケアオイル，アトピコスキンケアクリーム，コラージュクリームSなどがあり，スキンケア外用薬として使用されている．スキンケア外用薬の種類は表27(29頁)を参照．

C　部位による外用薬の選択

Q20—頭部の湿疹病巣に対する外用薬の選択と使用法の注意点は

頭髪を短く切ったのちに，からだの他の部位と同様の外用療法を施行するのが基本的治療法である．

頭髪を残した状態での軟膏・クリームの外用は難しいが，毛髪をかき分けて頭皮に軟膏・クリームを薄くのばすようにして1日2〜3回塗布する．多くの場合，軟膏・クリーム基剤の外用薬よりも，ローション，スプレー剤が繁用される．ぬり方が簡単であるためである．しかし，この場合も，毛髪をかき分けて頭皮に外用薬が付着するように外用することが大切である．

不注意に軟膏・クリーム剤を使用すると，毛髪にこびりつき，病巣部上に毛髪と外用薬による厚い膜を作り，二次感染を誘発しやすくなる．このような厚い膜を作ってしまった場合には，同部の毛髪を切りとったのち外用薬処置を行う．

Q21—顔の病巣に対してはどのような外用薬を使用するとよいか

顔面・頭部の病巣ともに，患者の美容上の要求に応える必要があるとともに，顔面皮膚は薄く，また脂腺の発達が著明な部位であるので，外用薬，特にステロイド外用薬の選択は難しい．顔の皮膚の状態，特に脂漏傾向の程度に応じて剤形を選択する．乾燥傾向にあれば軟膏基剤を，脂漏傾向にあればクリーム基剤あるいはローション基剤を使用する．ニキビ(痤瘡)のある皮膚への軟膏基剤の使用は，痤瘡の増悪をきたす．

顔の病巣へのステロイド外用薬は medium or mild のステロイド外用薬が第一選択となる．strong 以上のステロイド外用薬は，使用しても短期間(1週間以内)とする．症状が激烈な場合は，ステロイド外用薬の単純塗布の上から，お面包帯(図6, 36頁)を用いた古典的外用薬の重層療法を行う．

アトピー性皮膚炎の顔面病巣に対してプロトピック軟膏の1日2回の単純塗付が効果をあげている．治療効果が現れたら，外用間隔を延ばしていくぬり方が行われている．プロトピック軟膏は，外用局所への熱感，ヒリヒリ感を起こすので，処方時に前もって患者に注意を与えておく必要がある．ヒリヒリ感が出ても，使用を続けるうちに消失する場合もある．効果と刺激感を勘案して使用法を説明する．

Q22—頸部の病巣に対してどんなステロイド外用薬を選択すべきか

頸部皮膚も顔面皮膚と同様の特殊性を持っている．皮膚は薄く，脂腺が多く集まり，発汗も多いことに加えて，常に日光の影響を受けている．ステロイド外用薬の第一選択は medium or mild のものである．基剤としてクリーム基剤が使用感もよく，美容上も好結果を与えるのでしばしば用いられるが，クリーム基剤，特にクリーム基剤に含まれる界面活性剤の影響で，クリーム皮膚炎あるいはオロナイン皮膚炎と呼ばれる潮紅を伴った落屑性，ちりめんじわ様の病巣が出現するので注意深い観察を必要とする．

強力なステロイド外用薬の長期にわたる使用は，頸部皮膚の脂腺を増殖させ，頸部線状点状皮膚 cutis linearis punctata colli や，さざ波状の色素沈着と毛細血管拡張，さらには色素脱失と表皮萎縮を示す頸部ポイキロデルマ様皮膚変化をきたすので注意を要する．一般に，medium or mild のステロイド軟膏の単純塗布でよいが，劇症の場合には，ステロイド外用薬に古典的外用薬の重層療法を施行する．また，アトピー性皮膚炎の頸部病巣に対してプロトピック軟膏の外用が行われる．

Q23—眼瞼の湿疹病巣に対する外用薬の選び方は

ステロイド外用薬は，medium or mild ないしは weak の軟膏基剤のものを使用する．単純塗布が基本で，症状がひどいときには，お面包帯を用いた重層療法も行う．強力なステロイド外用薬の眼瞼への使用は，眼圧上昇をきたし，緑内障の誘発・悪化をきたすので注意を要する．

眼瞼を含めた顔面の表在性真菌症に対して，抗真菌外用薬は，その刺激性の有無を常に観察しながら使うべきである．皮膚科医のなかには顔面・頸部への抗真菌外用薬の使用は禁忌とする人もいる．その場合，抗真菌薬の経口投与（グリセオフルビン 500 mg/日内服，イトラコナゾール 100 mg/日内服，テルビナフィン 125 mg/日内服）が第一選択となる．このとき，病巣部へは抗真菌外用薬の皮膚刺激性をチェックしながら単純塗布する．

Q24—口腔粘膜部に適する外用薬にはどのようなものがあるか

皮膚に用いられる外用薬(軟膏・クリーム)は粘膜部には付着しない．粘膜用基剤としてオラベースが開発され，用いられている(ケナログ口腔用軟膏 0.1%，オルテクサー口腔用軟膏 0.1%，トリアムシノロンアセトニド含有)．また，オラベースを用いて硬膏としたアフタッチ，カルボキシメチルセルロースを用いた粉末剤(サルコートカプセル外用 50 μg，ベクロメタゾンプロピオン酸エステル含有)が粘膜用外用薬として市販されている．ケナログは粘膜病巣部に1日2～3回薄くのばして外用し，アフタッチは1日1回病巣部に貼布し，サルコートは専用噴霧器を用いて1日2～3回病巣部に噴霧する(専用アプリケーターを用いる)．

粘膜部は皮膚よりも薬物の吸収が優れるので，ステロイドの錠剤を 10～20 mL 程度の水に溶かして，口腔に 2～5 分含ませ，残りを吐き出させる方法もとられている(天疱瘡の口腔粘膜病変)．口腔粘膜のカンジダ症の場合，抗真菌薬(フロリードゲル)の外用も行われるが，ファンギゾンシロップ(アムホテリシン B) 1 mL を 5～10 mL 程度の水に溶かし，口腔内に含ませ，残りを吐き出してもよく，飲み込んでもよい(アムホテリシン B は胃腸管粘膜からは吸収されず，それら粘膜部表面の真菌に作用するため)．イトリゾール内用液 1% も同様に使用されている．この場合は，口に数秒間含ませたのち飲み込むよう指導する(イトリゾールは腸管から吸収される)．

Q25—外耳道，鼻腔への外用薬の使い方は

どちらの部位も外用薬の使用が難しい場所であるので種々工夫がなされている．

1) 綿棒に外用薬(軟膏，クリーム)を少しつけて病巣部に薄く外用する．1日1～2回行う．

2) 綿球に軟膏をつけるか，綿球に外用液をしみ込ませて，病巣部上に当てるように置く．1日1～2回行う．

いずれの場合も，大量の軟膏で外耳道，鼻孔をつまらせないよう注意する．

Q26—間擦部，腋窩部，外陰部への外用療法の仕方は

いずれの部位も皮膚は薄く，かつ正常時でも皮膚に湿潤傾向を持つ部位である．そのため，薬物の吸収効率が高く，効果が発現されやすい反面，外用薬の副作用も出現しやすい．

ステロイド外用薬では，medium or mild から strong までの強さの軟膏・クリームが選ばれる．他の薬物を含む外用薬も，軟膏，クリーム基剤のものが選択される．皮膚に傷をつけやすい場所であるので，外用薬は決して，擦り込む操作をしてはいけない．皮膚に物理的刺激を与えないようにして，外用薬を薄くのばすように塗布する．必要に応じて古典的外用薬の重層を行う．

外用薬による刺激，細菌・真菌による二次感染の併発に常に注意する必要がある．

D　主な皮膚疾患の外用療法

Q27—急性の接触皮膚炎の外用療法は

1) 手・足などの病変では，病巣部を冷水に 2～5 分浸漬して湿布をする．その他の部位では，ガーゼあるいはタオルを冷水に浸して病巣に当て，湿布する．

2) 湿布による水分を，乾いたガーゼあるいはタオルで吸いとり，病巣にステロイド軟膏あるいはクリームを薄くのばすように塗布する．

3) その上に，リント布にのばした亜鉛華軟膏(●亜鉛華軟膏の項，25 頁参照)を貼布し，ガーゼを当て包帯をする．

4) 1 日 2 回，上記 2), 3) の処置を繰り返す．

【処方例】

①リンデロン -V 軟膏	10 g	重層療法
亜鉛華軟膏	50 g	
(または　ボチシート	2 枚)	
②マイザー軟膏	10 g	単純塗布後ガーゼで覆う

5) 水疱形成がみられる場合には，ステロイドクリームあるいはローションを単純塗布し，ガーゼにのばした水溶性軟膏を貼布し，包帯をする(図 7, 37 頁)．

【処方例】

③リドメックスコーワクリーム	10 g	重層療法
ソルベース	100 g	

6) 症状が激烈である場合には very strong のステロイド外用薬を単純塗布し，同様に古典的外用薬による重層療法を行う．

【処方例】

④アンテベート軟膏	10 g	重層療法
亜鉛華軟膏	50 g	
(または　ボチシート	2 枚)	

Q28—慢性化した接触皮膚炎の外用療法は

慢性の接触皮膚炎では，アレルゲン・皮膚刺激物が繰り返し作用しているので，それらの作用を断ち切ることが第一である．できあがった接触皮膚炎の病巣への外用療法は，急性の接触皮膚炎の場合と基本的に同じである．

1) strong のステロイド軟膏の単純塗布と亜鉛華軟膏の貼布，包帯．

【処方例】

①ボアラ軟膏	10 g	重層療法
亜鉛華軟膏	50 g	
(または　ボチシート	2 枚)	

2) 苔癬化病巣には 1) と同じ処置を行うが，効果があがらない場合，ステロイドクリーム単純塗布を行い，ポリエチレンフィルムで覆う ODT を行う．

【処方例】

②リンデロン-V クリーム	10 g	ODT
③ドレニゾンテープ 10×10 cm	2 枚	貼付

3) 苔癬化病巣に 2) の療法で効果がないとき，また，季節その他の理由で ODT ができないときには，very strong のステロイド外用薬の単純塗布を行い，それでも効果があがらないときには strongest のステロイド外用薬の単純塗布を行う．亜鉛華軟膏の重層療法を行うと，さらに効果が倍増する．ただし

strongest のステロイド外用薬の使用は 1 週間以内とし，以後強度を下げたステロイド外用薬に変更する．

【処方例】
④フルメタ軟膏　10 g ┐
　亜鉛華軟膏　100 g │ 重層療法
　(または　ボチシート　4 枚) ┘
⑤デルモベート軟膏　10 g

4) アレルゲン・皮膚刺激物との接触を断つため，ステロイド単純塗布の場合でも，塗布部をガーゼで覆い，包帯する．

5) strongest のステロイド外用薬を 1 週間塗布しても効果があがらない場合には，再度 strong のステロイド外用薬と亜鉛華軟膏の重層療法に戻り，病巣の増悪因子の検出とその除去に努めるべきである．

Q29―アトピー性皮膚炎の外用療法の仕方は

アトピー性皮膚炎に使用するステロイド外用薬の強度の選択目安を表 37 に示す．ステロイド外用薬の選択は皮膚症状の重症度に合わせて行う(表 38)．

表 37　アトピー性皮膚炎に対するステロイド外用薬の強度の選択

部　位	乳幼児	小児	思春期	成人
頭	W, M	M, S	S	S
顔，頸部	W	W, M	W, M	W, M
体幹・四肢	W, M	M, S	S, VS	S, VS
苔癬化病巣	–	M, S	S, VS	S, VS

W : weak, M : medium or mild, S : strong, VS : very strong

表 38　皮膚症状の重症度とステロイド外用薬の強度

	皮 膚 症 状	ステロイドの強度
重　症	高度の腫脹・浮腫・浸潤，苔癬化を示す紅斑・丘疹の多発，高度の鱗屑痂皮の付着，小水疱・びらん，多数の掻破痕，痒疹結節などを主体とする	S～VS 結節にはときに SG
中等度	中等度までの紅斑・鱗屑，少数の丘疹，掻破痕などを主体とする	M～S
軽　症	乾燥および軽度の紅斑，ごく少数の丘疹，鱗屑などを主体とする	W～M
軽　微	皮膚症状に乏しく乾燥症状主体	スキンケア外用薬の適応

W : week, M : medium or mild, S : strong, VS : very strong, SG : strongest

（川島眞ほか：日皮会誌 110：1099-1104, 2000 を参考に作成）

1 乳幼児の顔の湿疹病巣

medium or mild ないしは weak のステロイド軟膏あるいはクリームの単純塗布を 1 日 2 回行う．重症例には亜鉛華軟膏でお面包帯をする．しかし，皮膚を刺激しているものを除去し，スキンケア外用薬を上手に外用するのみで皮膚症状が消退することもしばしばであるので，安易にステロイド外用薬の処方は避けるべきである．

【処方例】

①ワセリン(またはプロペト)	10 g	2～3 回 / 日
②亜鉛華軟膏	10 g	同上
③ヒルドイドソフト	25 g	同上
④キンダベート軟膏	5 g	同上
⑤アルメタ軟膏	5 g	同上
⑥ロコイド軟膏	5 g	同上

2 乳幼児の体幹の病巣

多くの場合，乾燥した皮膚のなかに丘疹が集まった病巣が散在している形をとっている．これらの病巣すべてにステロイド外用薬を塗付すると健康な皮膚にもステロイドを使用することになる．まずスキンケア外用薬を薄くのばして外用し，その上から，湿疹病巣部に medium or mild のステロイド外用薬を薄くぬるようにするとよい．また，湿疹病巣が全体に広がってしまっている場合でも同様の処置をしてもよいし，ステロイド外用薬とスキンケア外用薬の混合薬を薄く塗り，炎症徴候が治まった時点でスキンケア外用薬単独の外用に切りかえる．

【処方例】

⑦ヒルドイドソフト	25 g(下ぬり)	重層療法
ロコイド軟膏	5 g(上ぬり)	
⑧ワセリン	30 g(下ぬり)	重層療法
キンダベート軟膏	5 g(上ぬり)	
⑨ロコイド軟膏・ワセリン(1：1)混合	20 g	

3 幼小児のアトピー皮膚

体幹，四肢皮膚が乾燥し，これに皮膚刺激物の作用が加わり鳥肌様の症状を示していることから，皮膚の保湿と防御が必要となる．そこで，外用療法の基本は，スキンケア外用薬を 1 日 2～3 回薄く外用する．赤みを持つ丘疹が混在するときでもその数が少ない場合はステロイド外用薬を必要としない．数が多くなってきた場合は，スキンケア外用薬を外用した上から，湿疹病巣部に medium or mild 程度のステロイド外用薬を薄くぬり足す．また，小児用の免疫調整外用薬(プロトピック小児用軟膏)が使用できる．

【処方例】

⑩ワセリン(またはプロペト)	30 g	2～3 回 / 日
⑪ヒルドイドソフト	25 g	同上
⑫プロペト	30 g	同上
⑬ロコイド軟膏	10 g	同上
⑭プロトピック小児用軟膏	5 g	1～2 回 / 日

4 小児の肘窩・膝膕の苔癬化病巣

strong ないしは medium or mild のステロイド軟膏の単純塗布，あるいは亜鉛華軟膏との重層療法を行う．

【処方例】

⑮リドメックス軟膏	10g	
⑯プロトピック小児用軟膏	5g	
⑰リンデロンV軟膏	10g	重層療法
亜鉛華軟膏	100g	
(または　ボチシート	4枚)	

5 成人の顔面・頸部の病巣

顔面・頸部は繰り返す皮膚刺激と長期にわたるステロイド外用による影響を受けており，そのなかにアトピー性皮膚炎の湿疹病巣が混在しているので，外用が難しくなる．前額の苔癬化病巣，頬部・頸部の丘疹性病巣はアトピー性皮膚炎の症状であり，ステロイドの外用を必要とするが，頬部・頸部の毛細血管拡張による発赤，頸部のさざなみ様色素沈着，頬部の毛孔一致性の丘疹などはステロイド外用薬の適応とならない．

苔癬化病巣・丘疹には medium or mild のステロイド外用薬を使用し，ステロイド外用薬の副作用に含まれる症状には，免疫調整外用薬，あるいは古典的外用薬を含むスキンケア外用薬の単純塗布あるいは古典的外用薬(亜鉛華軟膏)の貼布を行う．また，スキンケア外用薬を全体に薄くぬり，苔癬化病巣・丘疹のある部位のみスキンケア外用薬をぬった上に medium or mild 程度のステロイド外用薬を薄く塗り足すのもよい．

免疫調整作用を持つタクロリムス外用薬(プロトピック軟膏)は成人型アトピー性皮膚炎の顔面の紅斑病巣に効果を発揮するが，症例によっては，外用時の刺激症状を示すことがあるので注意が必要である．1～2回/日の単純塗布を行い，症状の改善とともに塗布間隔をのばす使い方が行われている．

最近開発されたヤヌスキナーゼ(JAK)阻害外用薬(0.5%コレクチム軟膏，小児用は0.25%)は，medium ないし strong 程度のステロイドの抗炎症作用があるとされ，1日2回の外用を行い，1回あたりの使用量が5g(体表面積の30%までが目安)まで，治療期間4週間までという制限がついている．

【処方例】

⑱プロトピック軟膏	10 g	顔面の紅斑，苔癬化病巣，丘疹に単純塗布	
⑲ロコイド軟膏	10 g	苔癬化病巣・丘疹に単純塗布	
⑳キンダベート軟膏	10 g	丘疹・苔癬化病巣に単純塗布	
㉑亜鉛華軟膏	100 g	顔面・頸部全体に貼布あるいはお面包帯処置	
㉒ワセリン	100 g	顔面・頸部全体に単純塗布	
㉓ヒルドイドソフト	25 g	顔面・頸部全体に下ぬり	重層療法
アルメタ軟膏	10 g	苔癬化病巣・丘疹部のみに上ぬり	
㉔コレクチム軟膏	5 g	体幹・四肢の病巣に単純塗布	

6 結節性痒疹様病巣

very strong ステロイド外用薬の単純塗布，strong ステロイド外用薬と古典的外用薬の重層療法を行い，これらの治療で効果のないときステロイド ODT を行うか，または strongest のステロイド外用薬の単純塗布を行う．

【処方例】

㉕アンテベート軟膏	10 g	
㉖フルメタ軟膏	10 g	
㉗リンデロンV軟膏	10 g	重層療法
亜鉛華軟膏	100 g	
(または　ボチシート	4 枚)	
㉘フルコートクリーム	10 g	ODT
㉙ドレニゾンテープ	10 cm	結節に貼布
㉚ジフラール軟膏	5 g	結節に単純塗布

Q30—貨幣状湿疹の治療法は

小児の貨幣状湿疹の多くはアトピー性皮膚炎の一表現型となっているので，その場合にはアトピー性皮膚炎の外用療法（Q29, 58 頁参照）に従い治療する．病巣感染によって出現する貨幣状湿疹では，病巣感染の治療に加えて以下の外用療法を行う．高齢者に出現する貨幣状湿疹では乾皮症に続発していることが多いので，貨幣状湿疹の外用療法に加えて乾皮症あるいは皮脂欠乏性湿疹の外用療法(Q37, 71 頁参照)を行う．

【処方例】

①リンデロンV軟膏	10 g	
②トプシムクリーム	10 g	
③メサデルム軟膏	10 g	
④アンテベート軟膏	10 g	重層療法
亜鉛華軟膏	50 g	
(または　ボチシート	2枚)	
⑤リドメックス軟膏	10 g	高齢者にはヒルドイドソフトを下肢全体に下ぬりし，病巣にリドメックスをぬり重ねる
ヒルドイドソフト	25 g	

Q31—脂漏性湿疹の外用療法は

1 頭部・眉毛部の落屑性紅斑病巣

硬毛部の皮疹であるため，多くの場合，ローション，スプレー剤のステロイド外用薬，あるいは，抗細菌薬含有ステロイド外用薬が使用されている．いずれの剤形ともに，薬物が毛髪に付着することが多くなるので，可能な限り毛髪をかきわけて薬物が病巣に密着するよう心がける必要がある．ゲル状のステロイド外用薬，クリーム基剤のステロイド外用薬も使用される．

近年，本症がピチロスポルム属真菌によって引き起こされるとする考えが出され，イミダゾール系抗真菌外用薬の塗布が推奨されている．

【処方例】

①ニゾラールクリーム	1回/日
②リンデロン-Vローション	2回/日
③トリシノロンゲル	2回/日
④ネリゾナソリューション	2回/日
⑤コラージュフルフル	洗髪時に使用
(ミコナゾール硝酸塩配合，医薬部外品)	

2 顔面脂漏部位の病巣

抗細菌薬含有ステロイド軟膏，クリームの単純塗布が繁用されている．最近の報告では，部位を問わず脂漏性湿疹の病巣にイミダゾール系抗真菌薬の外用が奏効することが指摘されている(ケトコナゾールが保険適用となっている)．

【処方例】
⑥ニゾラールクリーム　1回/日
⑦テラ・コートリル軟膏　2回/日

3 間擦部の病巣

ステロイド外用薬と亜鉛華軟膏あるいはラッサールパスタ（処方は第2章F. 26頁参照）との重層療法，あるいは，抗細菌薬含有ステロイド外用薬の単純塗布が行われている．

【処方例】
⑧ニゾラールクリーム　1回/日
⑨リドメックス軟膏（クリーム）　2回/日
⑩ロコイド軟膏（クリーム）
　ラッサールパスタ　] 重層療法

4 体幹の病巣

抗真菌外用薬の単純塗布，ステロイド外用薬，抗細菌薬含有ステロイド外用薬の単純塗布あるいは亜鉛華軟膏，ラッサールパスタとの重層療法を行う．

Q32—主婦手湿疹に必要な外用療法は

主婦手湿疹治療の根本は，手の皮膚をあらゆる刺激から保護することである．外用療法の基本は，①局所の炎症症状の鎮圧と，②局所皮膚の防御である．

炎症症状の鎮圧には，接触皮膚炎の外用療法（Q27, 56頁参照）に準じるが，症状の重症度によってステロイド外用薬を使い分ける必要がある．軽症の場合はワセリン（またはプロペト）あるいは亜鉛華軟膏の単純塗布のみで症状を鎮圧することもできるが，発赤，亀裂，丘疹ないしは漿液性丘疹を伴うようになると，strongのステロイド軟膏あるいはクリームの外用を必要とするようになる．以下，軽症から重症まで順次使用される外用薬を示す．いずれも1日2～3回，単純塗布を行う．

【処方例】
①ヒルドイドソフト 25g
②アズノール軟膏 30g
③ロコイド軟膏・ワセリン(1：1)混合 30g
④リンデロン-V軟膏・アズノール軟膏(1：1)混合 30g
⑤リドメックス軟膏 10g
⑥ネリゾナ軟膏 10g
⑦トプシムクリーム 10g

処方例中③から順にステロイドの強度が増すので，症状に応じて適宜選択する．

外用法は単純塗布が好まれる(常時，手を使うため)が，昼間は単純塗布を行い，夜間単純塗布後に木綿製手袋を着用して就眠させることも効果を倍加させる．また，重症な場合には，very strongのステロイド外用薬の使用も行われるが，かなりの重症例でもstrongのステロイド外用薬の使用で症状の鎮圧が可能である．

手の皮膚の保護を目的とする外用薬の適切なものは少ない．軽症例での古典的外用薬，尿素含有軟膏の外用は保護作用を持つが，手袋着用による保護を超えるものではない．炎症症状の鎮圧を行う外用療法に加えて，ゴムあるいはプラスチック製の手袋を着用させて家事あるいは仕事をさせることが大切である．これらの手袋を着用するとき，木綿製の薄い手袋を着用させ，その上からゴムあるいはプラスチック製の手袋を着用するよう指導する．

Q33—おむつかぶれの外用療法は

おむつかぶれの原因は，屎尿によって汚れたおむつを長時間にわたり皮膚に接触させていることであるので，乳児の陰股部・臀部の皮膚環境を改善することが最大の治療のポイントとなる．

外用療法の基本は，発症した炎症症状の鎮圧において，①対象が乳児であり，②部位が陰股部であること，さらに，③おむつによって常に密閉状態にある部位であることを念頭に置いて外用薬の選択を行うことである．軽症の場合には，乳児の排便・排尿のリズムに合わせたおむつの取りかえと，取りかえ時に陰股部を軽くしぼった柔らかいタオルでぬぐい，同部皮膚の乾燥を待っておむつを着用させるのみで症状の軽快が得られる．皮膚の乾燥傾向が強い場合には，タオルで拭いたあとにワセリンを薄くぬって保湿するのもよい．炎症徴候がみられた場合には，weakのステロイド外用薬を単純塗布する．

しばしば，真菌とくにカンジダの感染をきたすので，真菌検査を施行し，真菌要素が検出されたらただちに，おむつ取りかえ時に局所をぬれタオルで清拭したのち抗真菌薬の単純塗布をするよう指導する．

【処方例】
①プロペト　20g
②プレドニゾロン軟膏　1～2回/日
③エンペシドクリーム　カンジダ感染のあるとき

ステロイド外用薬の使用にあたり大切なことは，症状の鎮圧と同時に外用薬の使用を中止することである．カンジダ感染のある時も含めて外用薬の使用は数日で治癒が期待でき，長期にわたるこれら外用薬の使用は，種々の副作用を発現させる結果となるので注意を要する．

高齢化社会を迎えて，高齢者でのおむつ皮膚炎も多くなっている．治療の基本は同じであるが，高齢者の場合には，排尿・排便時に局所の洗浄を行い，水分をぬぐってから，スキンケア外用薬を外用するのがよい．しばしばおむつのなかに褥瘡が形成されていることがあるので，おむつ交換時の皮膚の観察が大切である．

【処方例】
④ヒルドイドソフト　25g
⑤アルメタ軟膏　5g
⑥ラミシールクリーム　10g　カンジダ感染のあるとき

Q34―結節性痒疹の外用療法は

結節性痒疹は強い瘙痒を伴い，それを掻破することによって増悪していく病巣であるので，瘙痒を止めること，局所の炎症を抑えること，外からの物理的刺激(主に掻破)を止めることが治療法となる．瘙痒を止めるためには抗ヒスタミン薬，抗アレルギー薬などの内服を必要とする．

【処方例】

①ジフラール軟膏	10 g	単純塗布し，ガーゼを当て包帯処置
②デルモベート軟膏	10 g	単純塗布し，ガーゼを当て包帯処置
③リンデロンV軟膏 亜鉛華軟膏 （または　ボチシート	10 g 50 g 2枚）	重層療法（リンデロンV軟膏を単純塗布した上から亜鉛華軟膏を貼布し，包帯処置）
④ドレニゾンテープ	4枚	テープを病巣より1～2 mm大きく切り，病巣に貼りつける
⑤ステロイド局注（Q8, 43頁参照）		

Q35―尋常性痤瘡（ニキビ）の外用療法は

尋常性痤瘡の外用療法の基本は，①毛孔の開大，②面疱の溶解，③炎症反応の鎮圧，④細菌の死滅を目的とするが，すべての条件を満たす外用療法は難しい．

古典的外用薬のひとつであるクンメルフェルド液は，今なお，尋常性痤瘡の非常に有効な外用薬となっている．石鹸を用いた洗顔を行ったのち，クンメルフェルド液をよく振って混合（沈降硫黄が沈殿しているため）し，その液を綿棒につけ，病巣丘疹に塗布する．1日2～3回施行する．クンメルフェルド液の外用によって皮膚に著明な乾燥が起こるので，乾燥が強い場合にはクンメルフェルド液の上澄みを外用するか，カラミンローションをクンメルフェルド液同様に使用する．化粧品として市販されているカーマインローションを使用してもよい．

抗菌薬を含有した痤瘡様外用薬が使用可能となっている．いずれの場合も洗顔を行ったあと，丘疹・膿疱部に外用する．また，面疱（コメド）形成を抑制する外用薬も使用可能となっている．

【処方例】

①クンメルフェルド液 （Q13, 48頁参照）	100 mL	2～3回/日	
②カラミンローション	100 mL	2～3回/日	
③ダラシンTゲル	10 g	2回/日	丘疹・膿疱に洗顔後に単純塗布
④アクアチムクリーム	5 g	2回/日	丘疹・膿疱に単純塗布
⑤ゼビアックス油性クリーム	10 g	1回/日	洗顔後患部に塗布
⑥ディフェリンゲル	10 g	1回/日	就寝前の洗顔後に単純塗布
⑦ベピオゲル	15 g	1回/日	就寝前の洗顔後に単純塗布

<カラミンローションの処方>

カラミン	8 g
酸化亜鉛	8 g
グリセリン	2 mL
ベントナイトマグマ	25 mL
石灰水	適量
全量	100 mL に

一般に軽症の尋常性痤瘡では，石鹸洗顔(2〜3 回/日)のみでコントロールできることが多い．中等症までは外用薬のみで治療可能であるが，それ以上では，外用療法に内服療法(テトラサイクリン製剤の内服など)を併用する必要がある．

ダラシンＴゲル，アクアチムクリームは炎症性の痤瘡に適応され，ディフェリンゲルは面皰に効果があるとされている．ベピオゲルは欧米で古くから使用されている過酸化ベンゾイル製剤で，2.5%製剤が開発され使用されている．

Q36―尋常性乾癬の外用療法にはどのようなものがあるか

尋常性乾癬の病態上，レチノイド，シクロスポリンの内服療法や生物学的製剤の投与による全身療法とともに，種々の外用療法が行われている．表 39 に尋常性乾癬の外用療法を示した．

表 39　尋常性乾癬の外用療法

1. ステロイド単純塗布
2. ステロイド重層療法
3. ステロイド ODT(13 頁参照)
4. ゲッケルマン療法(34 頁参照)
5. narrow band UVB 療法
6. PUVA 療法(32 頁参照)
7. アンスラリン療法
8. ビタミン D_3 外用薬
9. ビタミン D_3・ステロイド配合薬の外用

いずれも効果をあげているが，病巣の再燃を止めるまでにはいたっていない．

一般にステロイド外用薬による治療は，効果の発現が早いが，再燃までの期間が短い．これに対して，ゲッケルマン療法，narrow band UVB 療法，PUVA 療法，アンスラリン療法は，効果の発現にやや時間を要するが，再燃までの期間が長くなる．手技のうえからもやや面倒な点があるため，入院治療として行われる傾向にある．活性型ビタミン D_3 外用薬はステロイドに比して効果発現が遅れる傾向にあるが，strong のステロイドと同等の効果を示すことから，乾癬の外用療法の第一選択薬として用いられるようになっている．さらにビタミン D_3 とステロイドの配合剤外用薬が開発され（ドボベット軟膏，マーデュオックス軟膏），効果を上げている．ただし，ビタミン D_3 の過剰投与を避けるためにドボベットでは 1 日 1 回，週 90 g まで，マーデュオックスは 1 日 1 回 10 g までの外用制限がついている．また，高カルシウム血症出現の可能性を考え，使用にあたり，血中カルシウム濃度のチェックが必要とされている．

PUVA 療法は光線（UVA）照射装置が必要なため入院の上施行するのが望ましいが，照射光線量を決定（32 頁参照）し，治療効果を算定できたあとは，外来通院による照射も可能である（欧米では外来療法が繁用されている）．この場合，自宅でオクソラレンローションまたは軟膏を病巣に外用させ，外来にて UVA 照射を行うと治療時間を短縮できる．また，患者にブラックライトの管球（ナショナル・ブラックライト・FL 15 BLB，15 ワット）を購入させ，電気スタンドにつけて，自宅で照射させることもできる．この場合は，入浴後にオクソラレンローションまたは軟膏を病巣部に外用したのち，15 cm 程度の距離から 1〜2 分照射させる．UVA 量は照射時間を徐々に延長し，照射により紅斑をきたさない最大量とする（前もって MPD（32 頁参照）を測定して，照射条件を患者に教えておくほうが望ましい）．電気スタンドを用いての照射であるため，治療範囲が限定されるので，1 週間かけて全身の照射が完了するよう照射部位のスケジュールを立てると便利である．

narrow band UVB 療法は，311±2 nm の光線を病巣部に照射する方法である．まず，最小紅斑量（MED）を測定し，MED の 50〜70％の量を 1〜3 回／週照射し，以後皮膚の反応を観察しながら照射量を増量させる．乾癬治療に効果をあげている．

アンスラリン療法は一時期日本に導入されたが，アンスラリンによる皮膚刺激のために現在では一部の施設を除いてほとんど行われていない療法である．欧米では繁用されており，長時間貼布法と短時間貼布法の 2 通りの外用法がある．いずれにしても，アンスラリンの皮膚刺激性がこの治療法の限界となるので，はじめ，0.05％濃度のアンスラリンより開始する．以後，皮膚刺激がなければ，0.1％，0.2％，0.3％と順に濃度を上げ，皮膚刺激が出現する濃度のひとつ手前の低い濃度を治療濃度とする．各濃度のアンスラリンによる刺激の決定には，3 日間程度，同一濃度のアンスラリンを外用してから決定するとよい．

長時間貼布法は，治療濃度のアンスラリンを 18〜24 時間貼布したのち剝がし，残りのアンスラリンをオリーブ油などで取り除いたのち，入浴させる．これを 1 日 1 回施行する．短時間貼布法は，アンスラリン貼布を 15 分から 3 時間程度行い，アンスラリンを取り除いて入浴する方法で，在宅療法としても可能な方法である．夜，入浴前に施行させるとよい．

また，アンスラリン療法の変法も行われている．夜アンスラリンの短時間貼布を行い，昼間はステロイド外用薬を単純塗布する療法である．ステロイドの即効性とアンスラリンによる再燃抑制とをねらう方法である．

アンスラリン軟膏は市販されていないので，実験用試薬を用いて調製する．アンスラリンの濃度は単軟膏に混和する量で調節する（単軟膏の処方は表 23，25 頁参照）．

【処方例】
① 0.05％アンスラリン軟膏（自家製）
<アンスラリン軟膏の処方>

アンスラリン	0.05 g
単軟膏	100 g

尋常性乾癬のステロイド外用薬の選択は，strong 程度のものから始め，very strong のものまでを使用するようにするとよい．一般にステロイド外用薬の強さは，乾癬での治療効果をもとにして作られているので，それぞれのステロイド外用薬の効果を判定しながら，選択を行うとよい．乾癬では，非常に長期にわたってステロイド外用薬の使用が必要であるため，思わぬ副作用症状（皮膚萎縮，表在性真菌感染など）を引き起こさないよう，できるだけ弱いステロイドで治療が可能であるよう心がける必要がある．

また，strong のステロイド外用薬 3〜4 種類を時期を変えて外用するのもひとつの方法である．1 種類のステロイド外用薬を数ヵ月使用すると，はじめ効果のあったものが徐々に効果を発揮しなくなることがあり，別のステロイド外用薬に切りかえると，また，効果を発揮したのち徐々に減弱する．そこで，はじめに使用していたステロイド外用薬に戻すと効果が出るようになるといった，繰り返し現象がしばしばみられる．

【処方例】
②リドメックス軟膏 (クリーム) 10g
③リンデロン-V軟膏 (クリーム) 10g
④アンテベート軟膏 (クリーム) 10g
⑤ネリゾナユニバーサルクリーム 10g

最近では，活性型ビタミンD_3外用薬が，ステロイド外用薬単独外用にとってかわって乾癬治療の第一選択薬になっている．

【処方例】
⑥ボンアルファハイ軟膏 10g
⑦ドボネックス軟膏 10g
⑧オキサロール軟膏 10g
⑨マーデュオックス軟膏 10g
⑩ドボベット軟膏(ゲル) 10g

Q37—皮脂欠乏性湿疹の治療法は

皮膚機能低下による皮膚の乾燥化に伴うバリア機能障害が病因であるので，皮膚の保湿と保護を主目的とする外用療法を行う．

皮膚の保湿効果をあげるため，尿素を含有するウレパールクリーム(尿素10%含有)，ケラチナミンコーワ軟膏(尿素20%含有)あるいはヘパリン類似物質を含有するヒルドイドソフトを1日1〜2回単純塗布する．ワセリンまたは亜鉛華軟膏の単純塗布によっても十分な効果をあげることができる．軽症例では，毎日入浴後にそれらの外用薬を塗布するのみで治療可能である．尿素含有軟膏を入浴後に使用すると，皮膚がヌルヌルして不快感を訴える人もいるので，入浴後の皮膚の水分を十分ふきとったのち，薄くのばして塗布するよう指導する必要がある．

乾燥した皮膚に潮紅，丘疹，亀裂あるいは掻破痕などの炎症徴候が加わっている場合には，上記の外用薬の使用では十分な治療効果をあげることはできない．少量のステロイド外用薬を必要とする．weakあるいはmedium or mildのステロイド外用薬の単純塗布でもよいが，strongのステロイド外用薬と上記スキンケア外用薬との混合剤を用いると効果をあげることができる．

しかし，本症は毎冬繰り返して発症し，冬期間中外用薬の使用を必要とすること，また，高齢者に多発する症状であることから，ステロイド外用薬の使用量を，必要時以外できるだけ減少させる必要がある．

【処方例】

①ウレパールクリーム	20g	入浴後単純塗布
②アズノール軟膏	30g	同上
③ヒルドイドソフト	25g	同上
④リンデロン-V軟膏・ワセリン(1：3)混合		同上
⑤リドメックスクリーム・ケラチナミンコーワ軟膏(1：3)混合		同上

Q38―肛囲湿疹の外用療法は

肛囲という特殊な部位に起こる刺激性皮膚炎であるため，刺激源を絶つことが根本治療である．症状の鎮圧には weak あるいは medium or mild のステロイド外用薬の1日1～2回の単純塗布を行う．時にスキンケア外用薬の単純塗布のみで症状が治まることもある．

【処方例】

①エキザルベ	5g	1～2回/日
②ロコイド軟膏	5g	1～2回/日
③キンダベート軟膏	5g	1～2回/日

病巣部が屎尿で汚れる部位であるので，病巣部をぬれタオルで軽くふいてからステロイド外用薬を塗布するとよい．また，部位の関係上，細菌，真菌の感染を併発しやすい．特にカンジダ感染の併発に注意する必要がある．真菌感染が検出されたら抗真菌薬の外用を行う．

【処方例】

④マイコスポールクリーム	10g	1回/日
⑤ラミシールクリーム	10g	1回/日

炎症反応が強い場合には，時に，ステロイド外用薬を単純塗布した上から抗真菌外用薬を外用することもある．

Q39—ステロイド酒皶・酒皶様皮膚炎の外用療法は

ステロイド外用薬の長期使用によって発症した状態であるので，ステロイド外用薬の使用を中止することが肝要であるが，ステロイド外用薬中止による再燃現象に耐えられず，ステロイド外用薬を使わざるを得なくなることが多い．そのため，ステロイド外用薬の使用量を徐々に減少させる治療法もとられている．テトラサイクリン系抗細菌薬の内服が併用される．

【処方例】

①亜鉛華軟膏	1～2回/日	お面包帯を行う(図6, 36頁参照)
②プロトピック軟膏	1～2回/日	
③ロコイドクリーム・ヒルドイドソフトの混合	2～3回/日	ロコイドの配合率を1：1よりはじめ，4～7日ごとに1：2，1：3と減少させ，ヒルドイドソフトの単純塗布に切りかえていく
④ダラシンTゲル	2回/日	
⑤カラミンローション(あるいは市販カーマインローション)	3～4回/日	ローションを綿花にしみ込ませ，顔面を湿布するかたちで塗布を繰り返す

カラミンローションは，自家製(処方は67頁参照)あるいは市販されているものでもよい．カラミンローションの使用によって皮膚の乾燥化が強い場合には，乾燥感に耐えられなくなったときに亜鉛華軟膏あるいはヒルドイドソフトなどを単純塗布する．患者が快適に感じる外用薬を選んで外用する．

【処方例】

⑥亜鉛華軟膏・ワセリン(1：1)混合
⑦ヒルドイドソフト
⑧市販コールドクリーム
⑨ザーネ軟膏

ステロイド酒皶は，ステロイド外用薬の顔面への長期使用によって出現するが，ステロイドの全身投与，ステロイド外用薬の顔面以外の部位での広範囲，長期使用によっても出現するので，皮膚疾患治療へのステロイド外用薬の使用をすべての場合で短期間に限定することが要求される．

成人型アトピー性皮膚炎の顔面の潮紅発作は，ステロイド誘発性酒皶に属する反応と皮膚への刺激物の作用による反応とがあり，皮膚症状の詳細な検討によって鑑別する必要がある．ステロイド誘発性酒皶に属する場合には上記治療の適応となる．プロトピック軟膏の外用が有効であるが，プロトピック軟膏の顔面への乱用によって酒皶様皮膚炎と同じ症状が現れることがあるので，治療効果と皮膚の観察が必要である．

Q40—酒皶の外用療法は

病因は十分に明らかにされていないが，最近の報告では，皮膚の抗菌ペプチド cathelicidin の過剰発現が関与する可能性が示されている．治療には，テトラサイクリン系抗細菌薬の内服が行われ，ステロイド酒皶と同じ外用療法を行う（Q39 参照）．

【処方例】

①プロトピック軟膏	5 g	単純塗布
②ダラシン T ゲル	10 g	単純塗布
③カラミンローション		単純塗布あるいは湿布
④ヒルドイドソフト	25 g	単純塗布

Q41—汗疹（あせも）の外用療法は

発汗がスムーズに行われないために発症する．発汗部位をぬれタオルで軽くぬぐったあと，スキンケア外用薬を使用する．炎症徴候が強い場合には weak のステロイド外用薬を使用することもある．間擦部に発症するので，ステロイドの乱用によりカンジダ症を併発するので，注意を要する．

【処方例】

①石炭酸亜鉛華リニメント	10 g	汗をぬれタオルでふいたのちに単純塗布
②カラミンローション	50 g	同上
③ロコイドクリーム	5 g	同上

Q42—伝染性膿痂疹（とびひ）の外用療法は

伝染性膿痂疹は黄色ブドウ球菌と連鎖球菌による表在性皮膚感染症であり，菌種によって表現型が異なる．前者は比較的大型の水疱を形成し，痂皮をつけたびらん面を形成する．後者は，水疱は小さく点状の痂皮の付着が目立つ．耐性菌による膿痂疹が多くなっているので，感受性試験をしておく必要がある．病巣が限局する場合に外用療法を行うが，多くは抗細菌薬の内服を行い，局所に抗菌外用薬を貼付する．

【処方例】
①フシジンレオ軟膏　10 g
②ゲンタシン軟膏　10 g

局所に塗布してガーゼで覆うか，ガーゼにのばして貼付する．ガーゼ固定には絆創膏を使わず，ガーゼの上からネット包帯を使う．

Q43—表在性真菌症に対する外用療法は

1 頭部・顔面の表在性真菌症

病巣部への抗真菌外用薬の単純塗布が行われるが，頭部では毛髪への真菌の寄生と毛髪による外用薬の病巣への密着阻害があるため，また，顔面では，抗真菌外用薬の皮膚刺激のために，外用薬を使用するよりも，抗真菌薬の内服を行うべきとする意見が強い．

頭部では病巣部の毛髪を切り，毛孔にまで入り込むよう抗真菌外用薬を塗布し，顔面でも有硬毛部は頭部と同様の塗布法を行う．その他の顔面の病巣部には，外用薬による皮膚刺激の有無を観察しながら単純塗布を施行する．1 日 1 回の外用を行う．

一般には，抗真菌薬の内服（処方例：グリセオフルビン 500 mg，分 2 内服．テルビナフィン 125 mg 1 回/日内服．あるいはイトラコナゾール 100 mg 1 回/日内服）を行い，同時に上記の要領で外用薬を併用する．外用療法のみでも治癒に向かわせることが可能であるが，この場合，表在性真菌症の深在化を常に観察しながら治療する必要がある．

【処方例】

①イトリゾール	100 mg	1 回 / 日	内服
ニゾラールクリーム	10 g		

2 体幹・四肢の病巣(たむし)

体幹・四肢の病巣に対しては抗真菌外用薬の 1 日 1 回の単純塗布を行う.この場合も抗真菌外用薬による皮膚刺激性の有無を観察することはいうまでもないことである.

【処方例】

②アスタット軟膏	10 g
③ゼフナートクリーム	10 g
④ペキロンクリーム	10 g

3 足の病巣(水虫)

表在性真菌症の最もポピュラーな病型で,病巣が湿潤している場合(趾間の病巣)と乾燥している場合(足蹠の病巣),水疱形成を示す場合(足蹠,足縁の病巣),角層の増生(足蹠)などがあり,抗真菌外用薬の基剤による使い分けが行われる.

趾間の浸軟し亀裂を示す病巣には,ローションまたはクリーム基剤の抗真菌外用薬を単純塗布する.ローションにアルコールが入っている場合には亀裂部への刺激が強いので,注意を要する.趾間の病巣にクリームを単純塗布したあとガーゼを小さく折りたたんで趾間にはさみ込むのも一法であろう.趾間の通気性を保ち,病巣部の乾燥化を促進するためである.

最近の考え方では,趾間の病巣に対してでも,足底から足趾全体にわたる部位すべてに抗真菌外用薬を塗布することが勧められている.

【処方例】

⑤ゼフナート液	10 mL
⑥メンタックスクリーム	10 g
⑦ルリコンクリーム	10 g

足蹠の角化の強い乾燥性の病巣では,クリームあるいは軟膏基剤の抗真菌外

用薬を1日1回単純塗布する．角化が非常に強い場合には，抗真菌外用薬を塗布した上から，サリチル酸ワセリンあるいは尿素含有軟膏（例：ケラチナミンコーワ軟膏）を単純塗布すると治療効果をあげることができる．小水疱を形成している病巣には，クリームあるいはローションが用いられ，この場合も1日1回単純塗布を行う．

【処方例】

⑧アスタット軟膏	10g	
⑨ラミシールクリーム	10g（下ぬり）	重層塗布
ケラチナミンコーワ軟膏	25g（上ぬり）	
⑩アトラント軟膏	10g（下ぬり）	重層塗布
サリチル酸ワセリン	20g（上ぬり）	

Q44—爪白癬を外用療法で治療できないか

爪の水虫に対してはグリセオフルビン，テルビナフィン，イトラコナゾールの内服が第一選択であるが，肝障害などを伴う症例などにはグリセオフルビン，テルビナフィンの投与は禁忌であり，イトラコナゾールは他の薬物（抗不整脈薬，抗アレルギー薬など）との相互作用に注意する必要がある．

外用療法として，ローションの剤形の抗真菌外用薬を肥厚黄濁した爪にしみ込ませる方法が用いられているが，十分な効果をあげていない．抗真菌外用薬（ローション・クリーム）を爪に塗布し，その上から尿素軟膏（ケラチナミンコーワ軟膏）を0.5 mm程度の厚さに塗布し，ポリエチレンフィルム（例：サランラップ）で趾全体を密閉する（図11）．1日1回行い，成功すると，病巣部爪のみが溶解する．また，病巣部爪をできる限り切除して，その上に抗真菌外用薬を塗布する．

爪白癬治療専用の外用薬が使用可能となっている．クレナフィン爪外用液10％とルコナック爪外用液5％である．どちらも容器に爪へぬるための工夫が施されており，爪甲部と爪甲下面とに外用し，周りの皮膚に液が付着しないように外用する（周辺皮膚への液の付着がかぶれを誘発するため）．

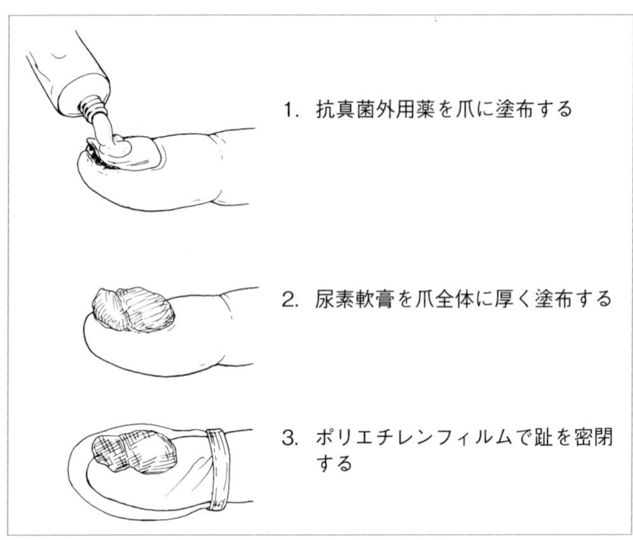

1. 抗真菌外用薬を爪に塗布する
2. 尿素軟膏を爪全体に厚く塗布する
3. ポリエチレンフィルムで趾を密閉する

図 11　爪白癬の外用療法

【処方例】

①ラミシール液 ケラチナミンコーワ軟膏	10 mL 25 g	ラミシール液を爪にしみ込ませ，その上から爪全体にケラチナミンコーワを塗布してサランラップで ODT する．尿素で柔らかくなった病巣部爪を徐々に切除していく
②ボレー液	10 mL	爪にしみ込ませる
③クレナフィン爪外用液	1 本	容器先端に爪への外用のための工夫あり
④ルコナック爪外用液	1 本	使用時に容器内の空気を追い出したのち外用する

Q45―爪郭炎の治療法は

常に種々の刺激にさらされている部位であるので，治療に抵抗する．また，非感染性炎症として発症しても，真菌(特にカンジダ)，細菌の二次感染を併発して，治療に抵抗する．通常，抗細菌薬含有ステロイド軟膏の単純塗布が行われる．

【処方例】
①リンデロン-VG軟膏　3〜4回/日
②テラ・コートリル軟膏　3〜4回/日

カンジダ感染を伴う場合には，ステロイド軟膏を単純塗布した上から，抗カンジダ効果を持つ抗真菌外用薬を単純塗布する．

【処方例】
③マイコスポールクリーム　1回/日

いずれにしても，局所への刺激が加わることをさける必要があるので，水仕事時には手袋の着用を義務づける必要がある．局所のみを絆創膏を巻きつけて保護しようとするのは不適で，真菌，細菌の二次感染を助長することになる．

Q46—陥入爪を手術しないで治療できないか

陥入爪の治療の主体は手術療法であり，種々の手術法が行われている．しかし，いずれの手術法においても，陥入爪の再発率をゼロにすることができていない．陥入爪に対する外用療法は限度があり，比較的軽症例には効果を発揮する．爪の変形まできたしている症例には，外用療法に固執するのは危険を伴うので注意を要する．

軽症例では肉芽組織にくい込んでいる爪（爪を切ったとき，爪の一端が切り残され，とげのようにとがった爪が残り，爪郭縁につきささった形になる）を切除し，肉芽部に抗細菌薬含有ステロイド外用薬を塗布し，ガーゼで包帯する．同時に趾がゆったりと入る幅の広い靴を使用するよう指導する．

わが国でみられる中等症程度の陥入爪に対しては，上記の軽症例での処置に加えて，絆創膏を用いた固定法（テーピング法）で治療効果をあげることができる（図12）．絆創膏（マイクロポアテープ，テーピング用テープなど）を病巣のある爪郭部から，趾腹をわたって反対側の趾の付け根に貼る．爪郭部が少し開く程度に貼り付ける．絆創膏が病巣部爪郭にくっつきにくい場合には爪郭部を消毒用アルコールでふき，そのあと接着剤（アロンアルファ）を用いて接着させるとよい．この固定法を始めた頃は適切な絆創膏がなかったため，趾腹部にガーゼで作ったクッションを入れたが，現在ある絆創膏を使う場合にはクッション

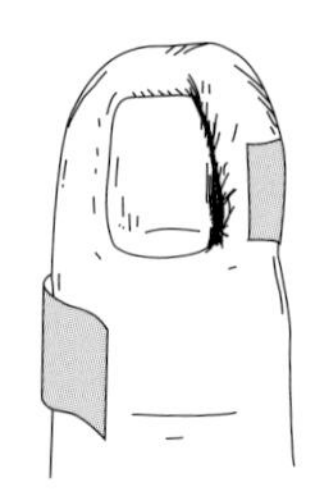
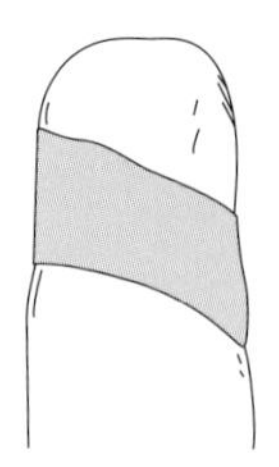

1. 肉芽のある部位の軟膏などをアルコール綿でふきとる
2. 肉芽のある爪郭部に絆創膏を貼り付ける
3. 絆創膏を少し引っ張り加減で趾腹部を斜めにわたし，肉芽と反対側の趾付け根に絆創膏を貼り付ける
4. 両側に肉芽を形成している場合には，絆創膏をたすき掛けに貼り付ける
5. 固定は 3〜4 日ごとに貼りかえる
6. 固定したままで，肉芽部に軟膏処置する

図 12　陥入爪に対する絆創膏固定法（テーピング法）

は不要である．

肉芽組織は，小さい場合には抗細菌薬含有ステロイド外用薬の塗布で縮小するが，大きく隆起している場合は，硝酸銀処置あるいは液体窒素処置（図 18，104 頁参照）を行ったのち，抗細菌薬含有ステロイド外用薬を塗布する．

また，人工爪を作って治療する方法も行われている．腫脹した爪郭部の上に，レントゲンフィルムなどのフィルムを置き，フィルムの一端が爪甲の下方に少し入り込むように固定する．その上から接着剤で，フィルムと爪甲を糊づけして人工爪を作る．肉芽のある部位の上に爪甲がかぶさるような形を保つ．腫脹部には，抗細菌薬含有ステロイド軟膏を外用して炎症を治める方法もある．

Q47—巻き爪の治療法は

巻き爪は爪の切り方，靴の不具合，外反母趾，歩行姿勢などによる爪への重力のかかり方によって誘発され，時間をかけて形成される．足趾爪床内に外骨腫などの異常がないことを確認したうえで，比較的軽症な例には陥入爪治療で用いた①絆創膏固定法（テーピング法）（図 12）が行われる．変形した爪の両側縁をわずかに剝離し，縦切りした医療用シリコンチューブをはさみ込み，溝を作る②ガター法，変形した爪の表面に橋わたしするように形状記憶合金の針金

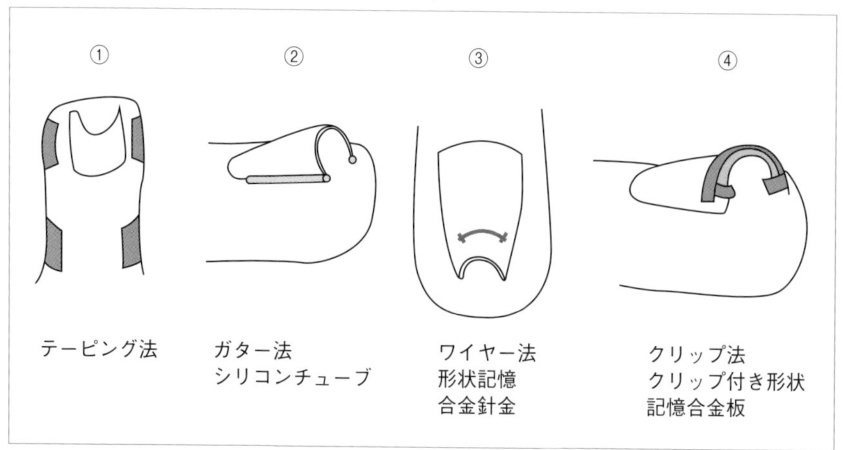

図 13　巻き爪の治療法

を装着し，両端を爪に差し込んで固定する③ワイヤー法や，爪甲先端部にクリップを付けた形状記憶合金の細い板を装着して爪変形を矯正する④クリップ法が行われている(図 13).

Q48—全身に広がった湿疹(紅皮症)の外用療法はどうするか

紅皮症の原因疾患の種類によって治療法が異なるので，その鑑別が必要である．ステロイド外用薬を使用する場合には，全身にステロイド外用薬を塗布するので，使用量が増加し，副作用症状の出現頻度が高くなる．

使用するステロイド外用薬は，クリームあるいは軟膏基剤を問わず，strong 前後の強度のものを使用すべきである．それ以上の強さのものを使用する場合には，使用は 1 週間程度にとどめるべきであろう．strong のステロイド外用薬の使用も，単純塗布ではそれなりの効果しか期待できないが，亜鉛華軟膏などの重層貼布療法を行うと very strong, strongest のステロイド外用薬の単純塗布よりも効果をあげることが可能である．

通常，strong のステロイド軟膏あるいはクリームの単純塗布の上から，亜鉛華軟膏の貼布を行う重層療法を行うのがよい．アトピー性皮膚炎の紅皮症型の場合には，スキンケア外用薬を下ぬりし，症状の強いところにステロイド外用薬を上ぬりするとよい．

【処方例】

①リドメックスコーワ軟膏	1～2回/日	
②リンデロン-V軟膏 亜鉛華軟膏(またはボチシート)	1～2回/日	重層療法
③ヒルドイドソフト(下ぬり) ネリゾナユニバーサルクリーム(上ぬり)		重層療法
④アンテベート軟膏	1～2回/日	

Q49—下腿潰瘍の治療法は(Q52，88頁参照)

下腿の傷は他の部位に比して治癒までに時間を要する．下腿潰瘍は特に治療に抵抗する疾患である．多くの場合，下腿潰瘍は二次感染，消毒薬，外用薬などに対するアレルギー性接触皮膚炎を併発していることが多いので，それらの併発を鑑別し，対処する必要がある．

1 消毒と潰瘍治療外用薬の貼布

通常の場合，局所の消毒と潰瘍治療外用薬の貼布が行われる．消毒薬による組織毒性を考え，消毒の代わりに水道水あるいは生理食塩水による潰瘍部の洗浄を行ったのち外用処理を行う場合もある．

【処方例】

①アクトシン軟膏	局所に2～3 mmの厚さに塗布，またはガーゼにのばして貼布
②オルセノン軟膏	同上
③リフラップ軟膏	同上
④フィブラストスプレー	主剤のトラフェルミン(凍結乾燥品)を添付溶解液に溶解(トラフェルミンとして100μg/mL)し，専用噴霧器を用いて5cmほど離して潰瘍部にスプレーし，その上からガーゼ処置を行う(およそ5噴霧で局所濃度は30μgとなる)．1日1回処置する

2 包帯する方法

前述の軟膏療法をほどこし，潰瘍部にスポンジあるいはそれに類似するクッションを当てて包帯する．潰瘍部を消毒し，潰瘍治療外用薬を貼布し，その上

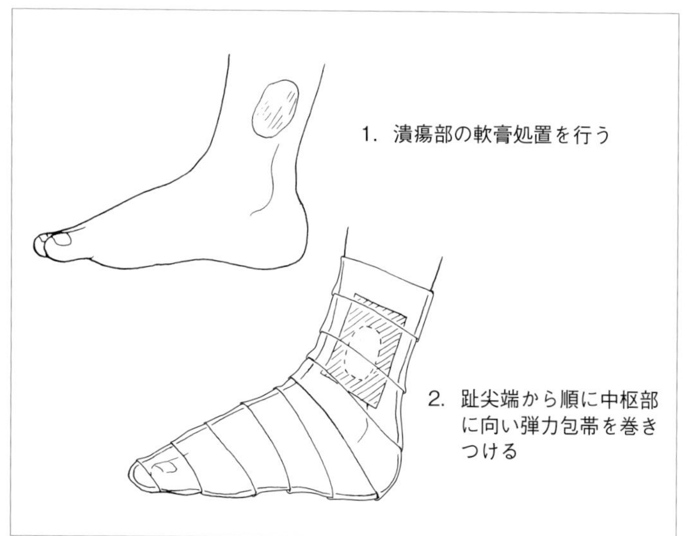
1. 潰瘍部の軟膏処置を行う
2. 趾尖端から順に中枢部
に向い弾力包帯を巻き
つける

図14　下腿潰瘍に対する弾力包帯の巻き方

から潰瘍の大きさよりも少し大きめの厚さ5〜10 mm程度のスポンジを当て，その上から弾力包帯あるいは通常の包帯処置を行う．

下腿潰瘍のほとんどすべてに下腿の循環障害を伴っているので，それを防止するための弾力包帯あるいは弾力くつ下の着用を指導する必要がある．弾力包帯は趾先部から病巣部を越えて全体にまく必要があり（図14），局所のみに弾力包帯を使用すると，先端部にうっ滞を引き起こし，治癒を遅延させることが多い．弾力包帯による締めつけ方は，ゆったりとしたものであるべきで，締めつけすぎると逆に治療効果を減弱させる．通常の包帯をまくように，包帯をころがすようにして巻くのが望ましい．また，ゴルフなどで使用される弾力性のある靴下も利用できる．

3 創傷処置用ガーゼを用いる方法

ソフラチュールガーゼ（フラジオマイシン含有），シリコンガーゼなど種々の創傷処置用ガーゼが市販されている．これらの材料は滲出液を通過させ，局所を保護する作用を持っている．使用にあたっては潰瘍部のデブリドマンと消毒を行い，その上にそれらのガーゼを当て，その上から外用薬（アクトシン軟膏など）をのばしたガーゼを当て，包帯処置を行う．

ソフラチュールガーゼは目が粗く，ガーゼの繊維が肉芽に埋没してしまうことがあるので注意を要する．シリコンガーゼは，ガーゼ交換時に無理に剝がそうとすると，シリコンガーゼ下で上皮化している細胞を剝がしてしまうことがあるので注意が必要である．ガーゼが創部に付着して剝がれないときには，シリコンガーゼの汚れ具合，創部の清潔度を観察し，それぞれが清潔であればシリコンガーゼをそのままにし，ガーゼのみを取りかえるだけでもよい．ドレッシング材(ポリウレタンフォーム，ハイドロコロイドジェル)を利用するのもよい(Q52，88 頁参照)

4 ドレッシング材の使用

ドレッシング材の使用も効果をあげている．潰瘍部を清潔にしたのち (デブリドマンと消毒)，潰瘍部にフィルム材(例：バイオクルーシブ，テガダーム)，ハイドロコロイドドレッシング材 (例：デュオアクティブ，アブソキュア - ウンド) を潰瘍を覆う形に貼布する．ハイドロコロイドドレッシング材は潰瘍部の滲出液を吸収して膨潤液化するので，2〜3 日ごとに取りかえる．膨潤液化傾向がなければ，1 週間程度放置することができる．

これらいずれの治療法も効果があるが，下腿潰瘍では消毒薬，外用薬に対するアレルギー性接触皮膚炎を高率に発症するので，常に注意を払う必要がある．

Q50—天疱瘡の外用療法は

類天疱瘡とならんで天疱瘡は自己免疫性水疱症であるので，治療の主体はステロイド，免疫抑制薬などの全身投与である．病初期，軽症例など水疱形成数が少ない場合と，ステロイド全身投与が行われている場合とで外用療法の選択薬物が異なる．また，口腔内の病変に対する外用療法は非常に難しい．

1 水疱数が少ない場合

ステロイドを全身投与するほどでない症例に対しては，ステロイド外用療法が行われる．水疱を鋏あるいは注射針などで破って水疱内容を抜きとり，その上からステロイドクリームあるいは軟膏を 0.2〜0.5 mm 程度の厚さにガーゼにのばして貼布する．ステロイドの強さは，very strong あるいは strongest を使用する．

【処方例】

①リンデロン-DP軟膏	20 g	1～2回/日	ガーゼに薄くのばして貼布
②アンテベートクリーム	20 g	1～2回/日	同上
③デルモベート軟膏	20 g		単純塗布後ガーゼを当てる

デルモベートは他のステロイド外用薬と異なり，水疱底部の上皮化を促進させる効果があるといわれている．

水疱性疾患では，貼布したガーゼを固定するために絆創膏を使用してはいけない．ニコルスキー現象により絆創膏が付着した皮膚に水疱新生をきたすためである．貼布したガーゼの上からガーゼ包帯をし，ネット包帯で固定する．

2 ステロイド全身投与時の外用療法

ステロイドが全身投与されているので，病巣へのステロイド外用は不必要となる．病巣部は上記同様，水疱は破り，びらん部は消毒したのち，水溶性軟膏をガーゼに1～2 mm程度にのばして貼布する（図7，37頁参照）．1日2回貼りかえるとよい．

【処方例】

④ソルベース軟膏	200 g	1～2回/日	ガーゼに1～2 mmの厚さにのばして貼布
⑤ゲンタシンソルベース（自家製）		1～2回/日	ガーゼに1～2 mmの厚さにのばして貼布
⑥エリスロシン・アズノール軟膏（自家製）		1～2回/日	同上

<ゲンタシンソルベースの処方>

ゲンタシン注射液（60 mg/1.5 mL）	2.5 mL
ソルベース	97.5 g
全量	100 gに

<エリスロシン・アズノール軟膏の処方>

エリスロシン軟膏	25 g
アズノール軟膏	475 g
全量	500 gに

3 口腔病巣に対する外用療法

非常に難治である．通常，ステロイド内服，金製剤の投与などによって治療されており，重症例では経静脈栄養法を併用して，口腔粘膜へのあらゆる物理的・化学的刺激を遮断することも行われている．外用療法として種々の方法が試みられている．

【処方例】

(1)ステロイド外用薬

⑦ケナログ	5 g	3〜4 回 / 日	
⑧サルコート	10 カプセル	3〜4 回 / 日	噴霧
⑨プレドニン	2〜3 回 / 日		5 mg 錠 1 錠を 10〜20 mL 程度の微温湯に溶解し，2〜5 分間口に含んで吐き出す．カンジダ症の併発に注意する

(2)粘膜保護薬

⑩アズノール錠	10 錠	数回 / 日	50 mL の水または微温湯に 1 錠溶解，含嗽
⑪マーロックス顆粒	10 包		1 包(1.2 g)を水 10〜20 mL に懸濁し，2〜5 分口に含んで吐き出す．のみ込んでもよい．食前に行う

Q51―熱傷の外用療法は

熱傷の程度によって外用療法が異なる．第 1 度の紅斑を示すときにはステロイド外用薬の使用が行われるが，水疱形成をきたすようになる(第 2 度)と，ステロイド外用薬の安易な使用は二次感染を引き起こしやすくなるので注意を要する．また，巷間でチンク油が繁用されるが，チンク油は創面との間に感染母地を作るので使用してはいけない．

1 第 1 度熱傷

受傷後すぐに水道水で冷却(約 10 分)し，軟膏処理する．

【処方例】

①リンデロン-V 軟膏	単純塗布し，ガーゼを当て包帯処置
②デルモベート軟膏	単純塗布し，ガーゼを当て包帯処置

2 第2度熱傷

水疱形成がみられた場合には，鋏あるいは注射針で水疱液の排出を行い，抗菌外用薬あるいは水溶性軟膏（マクロゴール軟膏あるいはソルベース軟膏）をガーゼにのばして貼布し，さらにガーゼを当て包帯をする．油紙は使用してはいけない．滲出液が多いときには1日2～3回貼りかえる．時に，水溶性軟膏の貼布で病巣の痛みを訴えることがある．この場合は，軟膏基剤を貼布するが，軟膏基剤では滲出液の吸収が少なく，創面との間に貯留して二次感染の母地となりやすいので常に配慮が必要である．最近の報告では，滲出液に含まれるサイトカインの作用により，適度の滲出液がある方が上皮化を促進するという考え方が出されており，軟膏基剤の使用を推奨する意見もある．しかしこの場合でも創面との間に起こる二次感染に十分注意する必要がある．

受傷1週間以内の第2度熱傷に対して，銀含有ハイドロファイバー創傷被覆材（アクアセル® Ag，表40銀含有ドレッシング材参照）の貼付によって，ドレッシング交換による刺激と痛みの減弱，交換回数の減少が見られるとする報告があり，試みるべき処置であろう．

【処方例】

③ゲーベンクリーム		ガーゼにのばして塗布
④ゲンタシン軟膏		単純塗布後ガーゼ包帯
⑤0.1%ゲンタシンソルベース（自家製）（Q50，85頁参照）	1～2回/日	ガーゼに1～2mmの厚さにのばして貼布（貼りかえるときに外用薬が創面に残るがあえてふきとる必要はなく，その上から貼布すればよい）
⑥エリスロシン・アズノール軟膏（自家製）（Q50，85頁参照）	1～2回/日	ガーゼに1～2mmの厚さにのばして貼付

3 第3度熱傷

第1度，第2度の浅達性の創面は，受傷2週間で上皮化するが，受傷2週間を超えても上皮化しない場合は，第2度の深達性，あるいは第3度の熱傷と考えて処置する．

広範囲第3度熱傷の強力な抗菌外用薬として，ゲーベンクリームが使用されている．ガーゼにのばして貼布するが，第2度熱傷以下の上皮化が起こりつつある病巣には創部の出血をきたすこともあるので注意を要する．ゲーベンクリームは緑膿菌感染を伴う創面に著効を示す．

第 2 度深達性，第 3 度では，受傷 2 週をこえると積極的な植皮を行うべきで，むやみな軟膏処置は治療期間の無駄遣いとなろう．植皮が何らかの理由でできない場合には，潰瘍治療用外用薬による軟膏処置を繰り返す．

【処方例】

⑦オルセノン軟膏	ガーゼに 2～3 mm の厚さにのばして貼布
⑧ユーパスタ軟膏	同上
⑨エキザルベ軟膏	同上
⑩フィブラストスプレー	局所に噴霧してガーゼ処置(Q49, 82 頁参照)

Q52―褥瘡の外用療法はどのようにするか

わが国が高齢化社会に移行するにつれ，褥瘡患者の増加が指摘されている．褥瘡は発症予防が大切で，患者の栄養状態の改善，体位変換と荷重部位の清拭とマッサージ，エアーマットの使用などを行う．

1 外用薬

褥瘡の判定スケールとして DESIGN-R が提唱されているが，臨床現場では褥瘡の色調による判定分類が簡便である．褥瘡は，黒色壊死組織が周囲から浮きあがり，デブリドマンの時期になる黒色期，デブリドマン後潰瘍底が黄色のフィブリンで覆われている黄色期，肉芽組織が潰瘍を充填する赤色期，肉芽組織自体の収縮と周囲からの表皮増殖により潰瘍面が縮小する白色期に分類される．壊死組織が出現したらすぐにデブリドマンを行い，外用療法を行う．それぞれの時期に使用される外用薬は以下のようになる．それぞれ 1 日に 1～2 回貼付する．

1)黒色期：ゲーベンクリーム，ユーパスタ，ブロメライン軟膏

2)黄色期：ユーパスタ，カデックス，デブリサン

3)赤色期：オルセノン軟膏，フィブラストスプレー(Q49，82 頁参照)，プロスタンディン軟膏

4)白色期：アクトシン軟膏，ハイドロコロイドドレッシング

ゲーベンクリームは水分を多く含むので，滲出液が多い場合は適さないが，逆にこれを壊死組織の除去に利用することもある．黒色期から黄色期には酵素製剤などを用いて壊死組織を除去する．黄色期から赤色期には肉芽を増生させ

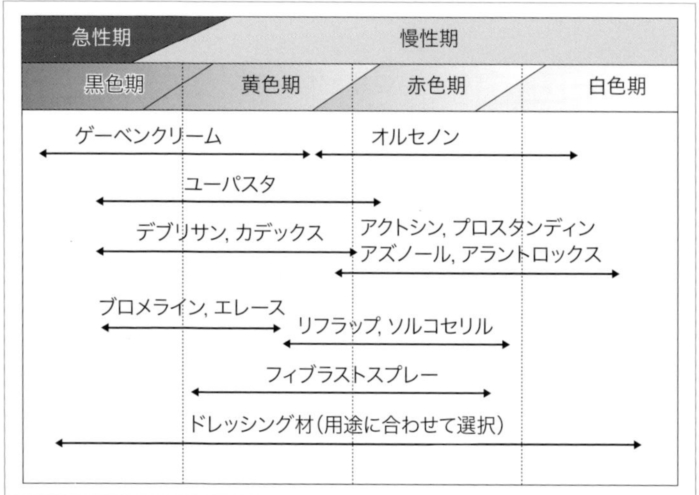

図 15　褥瘡に対する外用薬，ドレッシング材の使い方

るためフィブラストスプレー，アクトシン軟膏などの外用薬を使用する．赤色期から白色期には上皮化を促進する外用薬を使用する(図 15)．また，以下のドレッシング材も使われる．

2 ドレッシング材

1) フィルム材：バイオクルーシブ，オプサイト-ウンド，テガダームなど．局部の発赤，水疱の保護，治癒直後の病巣の保護に使用．

2) フォーム材(ポリウレタンフォーム)：ハイドロサイト．湿潤環境保持と高い吸水性を持つ．

3) ゲル材：ハイドロコロイドジェル．湿潤環境の保持と創面の保護による肉芽形成と上皮化の促進．

4) ハイドロコロイドドレッシング材：デュオアクティブ，アブソキュア-ウンド．創面の保護と湿潤環境の保持．2～3 日ごとに交換する．浅い褥瘡，赤色期の潰瘍に適す．ポケットのある褥瘡には不適．

5) アルギン酸ナトリウム・カルシウム混合塩材：カルスタット, ソーブサン．滲出液の多い褥瘡，ポケットのある褥瘡に適する．創傷に対するドレッシング材の種類と機能を表 40 に示す．

6) 陰圧閉鎖療法(図 16)：潰瘍内に先端にらせん状に小さな側孔を開けたシ

表 40　ドレッシング材の種類と機能

機能	種類	製品
創保護	ポリウレタンフィルム	オプサイトウンド，3M™ テガダーム ™ トランスペアレントドレッシング，パーミエイド S
創閉鎖と湿潤環境	ハイドロコロイド	デュオアクティブ，コムフィール，アブソキュアウンド
乾燥した瘡の湿潤	ハイドロジェル	ビューゲル，グラニュゲル，イントラサイトジェルシステム
滲出液吸収	ポリウレタンフォーム アルギン酸 /CMC ポリウレタンフォーム / ソフトシリコン アルギン酸塩 アルギン酸フォーム キチン ハイドロファイバー ハイドロファイバー / ハイドロコロイド ハイドロポリマー	ハイドロサイトプラス アスキナソーブ メピレックスボーダー カルスタット クラビオ FG ベスキチン W-A アクアセル，アクアセル Ag バーシバ XC ティエール
感染抑制	銀含有ドレッシング材	アクアセル Ag，アルギサイト銀，ハイドロサイト銀，メピレックス Ag
疼痛緩和	ハイドロコロイド ポリウレタンフォーム / シリコン ハイドロファイバー ハイドロファイバー / ハイドロコロイド キチン ハイドロジェル	デュオアクティブ ハイドロサイト AD ジェントル，メピレックスボーダー アクアセル，アクアセル Ag バーシバ XC ベスキチン W-A グラニュゲル

（日皮会誌 127：1659-1687, 2017 を参考に作成）

リコンチューブを留置して注射器(50 mL 用)に連結する．その上から潰瘍を覆うようにしてポリウレタンフィルムを貼り付ける．シリコンチューブの出口は義歯安定剤(タフグリップ)で固定する．潰瘍内の滲出液を排除したのち，注射器内に 10〜30 mL 程度の軽い陰圧をかけて固定する．滲出液が出現してきたら，吸引除去し，再度陰圧をかける．ポリウレタンフィルムのかわりにポリエチレンフィルム(サランラップ)を用いる簡便法もあるが，二次感染の併発に注意する．陰圧閉鎖療法に対して VAC (vacuum assisted closure) ATS 療法システム(ケーシーアイ社)が開発されている．陰圧をかける閉鎖性ドレッシング材と陰圧発生装置(50〜200 mmHg の間の調整が可能，標準目標圧は 125 mmHg)を組み合わせた装置が市販され利用されている．

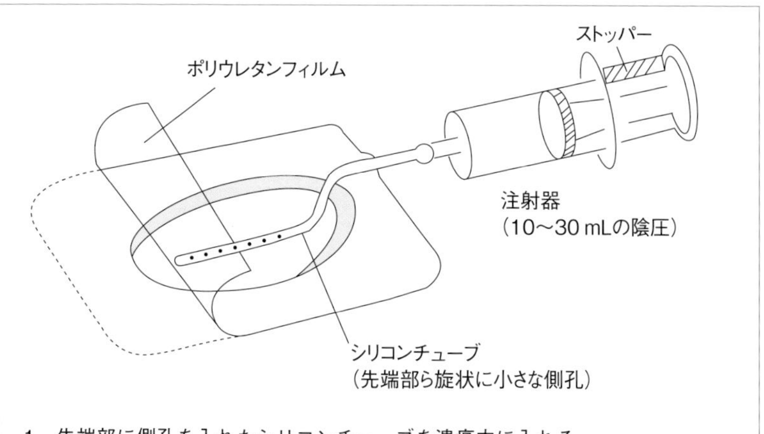

1. 先端部に側孔を入れたシリコンチューブを潰瘍内に入れる
2. 潰瘍面をポリウレタンフィルムで覆い，密閉する．チューブは義歯安定剤（タフグリップ）で固定する
3. チューブを 50 mL 用注射器に接続し，潰瘍内部の浸出液と空気を抜き，さらに 10〜30 mL の陰圧をかけ，注射器のピストンを固定する
4. ポリウレタンフィルムのかわりにポリエチレンフィルム（サランラップ）を用いる簡便法も行われている

図 16　潰瘍に対する陰圧閉鎖療法

Q53—虫刺症の外用薬はどのようなものがよいか

虫刺症の症状は，浮腫性紅斑，水疱を伴う紅斑，潰瘍などの種々の程度を示すので，それぞれに応じた外用薬を選択する必要がある．

1 浮腫性紅斑の場合

通常 2〜3 日で治癒するので，strongest, very strong のステロイド外用薬を使用する．ただし，乳幼児，高齢者に対しては strong 程度のステロイド外用薬にとどめるべきである．

【処方例】

①デルモベート軟膏またはクリーム	5 g	2〜3 回 / 日
②ダイアコート軟膏またはクリーム	5 g	2〜3 回 / 日
③パンデル軟膏またはクリーム	5 g	2〜3 回 / 日

2 水疱を伴う紅斑の場合

水疱内容を鋏あるいは注射針で除去し，消毒したのちステロイド外用薬を塗布して(単純塗布した上からガーゼを当てるか，外用薬をガーゼに塗布して)貼布，包帯処置をする．

【処方例】
④リンデロン-VG軟膏　5g
⑤トプシムクリーム　5g

3 潰瘍形成を示す場合

二次感染の防止と炎症の鎮圧を目的とする外用療法を行う．病巣部の消毒と局所の保護が前面に出，炎症鎮圧のためのステロイド外用薬の使用が難しくなる．潰瘍部を消毒したのち，ガーゼに塗布して貼布し，包帯をする．

【処方例】
⑥フシジンレオ軟膏　10g
⑦リンデロン-VG軟膏　5g

Q54—疥癬の治療法は

疥癬は戦後ほとんど姿を消した疾患であったが，昭和40年代はじめに海外旅行者により持ち込まれ，現在では幅広い年齢層に拡大している．治療にあたって疥癬虫あるいはその卵の証明が必須である．最近，イベルメクチン(ストロメクトール3mg錠) 200 μg/kgの内服療法が中心となっている．これに加えて外用療法には，オイラックス軟膏，硫黄軟膏，安息香酸ベンジル，フェノトリン(スミスリン)ローションがある．オイラックス軟膏，硫黄軟膏以外は毒性が高く小児には適さない．

【処方例】

①オイラックス軟膏	100g	1回/日	単純塗布し24時間後に洗い流す．5〜10日間繰り返す
② 3〜5%硫黄軟膏(自家製)	100g	2〜3回/日	単純塗布し24時間後に洗い流す．5日間繰り返す

③12〜35%安息香酸ローションまたはアルコール溶液(自家製)		単純塗布し，24時間後に洗い流す．2〜3日間繰り返して4〜5日休薬する．隔日の外用を3回繰り返すなどの方法もある
④安息香酸軟膏(自家製)	2回/日	
⑤スミスリンローション5%　30g	2本	頸部から足底まで全身に外用し，外用後12時間以上してから入浴あるいはシャワーで薬を洗い流す．少なくとも1週間おきに2回繰り返す．以後1週ごとに顕鏡を含めた効果判定を行い，必要に応じて再塗布する．

＜硫黄軟膏の処方＞

硫黄	3.0または5.0g
流動パラフィン	適量
全量	100gに

＜安息香酸アルコールの処方＞

安易香酸ベンジル	60g
無水エタノール	370mL
精製水	適量
全量	500mLに

＜安息香酸軟膏の処方＞

安易香酸ベンジル	12g
オイラックス	88g
全量	100gに

いずれの外用薬も頸部より下の全身に塗布する必要がある．これと同時にムトウハップを用いた入浴，衣類，シーツなどの消毒(熱湯を用いて洗濯する)，寝具の乾燥と洗濯などによる生活環境内から虫体，卵の除去を行うことが大切である．疥癬用外用薬は，皮膚刺激，乾燥を起こすので注意を要する．

Q55—シラミ症の外用療法は

シラミ症で問題となるのはケジラミとアタマジラミである．いずれも硬毛に寄生するシラミによって強い瘙痒をきたす．

1 剃毛後外用薬を使用する場合

【処方例】
①オイラックス軟膏　30 g　硬毛を剃毛したのち，局所に単純塗布

2 剃毛しないで治療する場合

アタマジラミあるいはケジラミが頭部にまで進行した場合，体毛をすべて剃毛することが難しいことがある．スミスリンパウダーが頭髪に対して多く用いられる．最近アタマジラミに対して0.5%イベルメクチン外用薬(ローション基剤)が開発されている．

【処方例】
②スミスリンパウダー　1本　大きなビニール布の中心に頭が入る程度に穴を開け，これに頭を通し，ビニール布で毛髪部とそれ以外とを境させる．毛髪部にスミスリンパウダーをふりかけ，ビニール布で毛髪部を包むようにする．10～15分放置したあと，シャワーで毛髪を洗浄し，目の細い櫛ですく(卵のカラをとり除くため)．2～3日に1回繰り返す
③ 0.5%イベルメクチン外用薬　20 g　1本　乾燥させた頭髪部に，毛髪の根元から先端までと頭皮とにまんべんなくぬり，10分後に水で洗い流す．頭のシャンプーには24時間あける．眉毛，睫毛には使用しない．

Q56―掌蹠膿疱症の外用療法は

感染アレルギー，金属アレルギーなどが病因としてあげられているので，それらに対する対策を講ずることが第一で，外用療法は二義的なものとなる．外用療法の主体は抗炎症であるが，部位的な面から真菌の二次感染を引き起こし，治療に抵抗する傾向がある．

ステロイド外用薬の単純塗布，ステロイド重層療法，ODTが行われる．

【処方例】

①ネリゾナユニバーサルクリーム	10 g	2〜3 回 / 日
②リドメックスクリーム 亜鉛華軟膏	10 g 100 g	昼間はリドメックスクリームの単純塗布を行い，夜のみ亜鉛華軟膏との重層療法またはリドメックスクリームの ODT を行う
③マイザー軟膏 3%サリチル酸アルコール（自家製）	10 g（上ぬり） 100 mL（下ぬり）	2〜3 回 / 日　重層療法
④トプシムクリーム サリチル酸ワセリン（自家製）	10 g（下ぬり） 100 g（上ぬり）	2〜3 回 / 日　重層療法
⑤ボンアルファハイ軟膏	10 g	2 回 / 日
⑥オキサロールローション	10 mL	2 回 / 日
⑦外用 PUVA		週 1 回

<サリチル酸アルコールの処方>

サリチル酸	3.0 g（5%のときは 5.0 g）
グリセリン	10.0 g
エタノール	適量
全量	100 mL に

<サリチル酸ワセリンの処方>

サリチル酸	5.0 g（3%のときは 3.0 g）
白色ワセリン	95.0 g
全量	100 g に

Q57—円形脱毛症の外用療法は

円形脱毛症の軽症型，すなわち小型の脱毛斑が 2〜3 個程度では，放置しても 3〜6 ヵ月で軽快する．脱毛斑が増数する場合，脱毛斑が再発を繰り返したりする場合には種々の治療に抵抗する．主な外用療法を列挙する．

海外では JAK 阻害薬（トファシチニブ）外用薬の開発が行われている．

1 ステロイド外用薬

重症例ではステロイド ODT も行われる．

【処方例】
①トプシムクリーム　10 g
②リンデロン-V クリーム　10 g
③フルコートクリーム　10 g　ODT

2 ドライアイス，液体窒素を用いる方法

ドライアイスあるいは綿棒に含ませた液体窒素を脱毛部に軽く 1 秒程度接触させる．疣贅の治療のときのように表面皮膚を白く凍結させる必要はない．5～10 秒の間隔で数回接触させる．

3 DPCP(diphenylcyclopropenone)の外用

パッチテスト用絆創膏に 1% DPCP アセトン液をたらし，アセトンが乾燥してから患者の健康皮膚（前腕など）に貼付する．24 時間後に絆創膏を剝がし，貼付部の反応をみる．紅斑，時に水疱形成がみられる．反応が強い場合には，同部をステロイド外用薬処置する．2 週間後，貼付部に再度紅斑が出現する（flare-up 現象，感作が成立）こともある．2 週後から，脱毛部に 0.0001～0.001% DPCP アセトン液を綿棒を用いて塗布する．1 回/1～2 週，これを繰り返す（塗布回数は患者の脱毛部皮膚の反応をみながら調整する）．

4 SADBE(squaric acid dibutylester)の外用

1% SADBE アセトン液を患者の健康皮膚（上腕，前腕など）に，DPCP の場合と同様にして 24 時間貼布する．翌日貼付部の反応を観察し，反応の強い場合はステロイド軟膏などの処置を行う．2 週間くらいで flare-up 現象が起こる．3 週間後脱毛巣に希釈した SADBE アセトン液（0.01%を中心に希釈液を調製）を塗布し，48 時間後の反応を観察して SADBE 液の最小紅斑濃度を決定する．最小紅斑濃度の SADBE 液を脱毛部に 2～4 週ごとに塗布する．

DPCP ならびに SADBE の感作は，1 回の処置で成立することもあるが，人によっては感作処置を繰り返す場合もある．また，病巣部への希釈液の塗布間隔も患者の皮膚の反応をみながら調節する必要がある．

5 PUVA 療法

SADBE の外用と同様，重症汎発型に対して施行される．乾癬の治療と同様

にして行われている(32 頁参照).

Q58—男性型脱毛症の治療法は

androgenic alopecia の名称のもとに治療薬の開発が行われている．外用薬としてミノキシジル(リアップ，リアップレディ)があるが，一般薬であるため薬店からの購入が必要となる．

テストステロンをジヒドロテストステロンに代謝する 5-α reductase（Ⅱ型）を阻害するフィナステリド(プロペシア)が治療薬として登場し，0.2～1 mg/日を内服する．女性の脱毛には適応はない．

Q59—尋常性白斑の治療法は

尋常性白斑は臨床的に，汎発型，分節型，限局型に分けられ，汎発型ではしばしば自己抗体が検出されるので，全身的治療法がとられることも多い．分節型，限局型では局所療法とくに外用療法が行われる．

1 ステロイド外用薬など

【処方例】

①リンデロン-V クリーム	10 g	1 回/日
②トプシムクリーム	10 g	1 回/日
③プロトピック軟膏	5 g	1 回/日
④オキサロール軟膏	10 g	1 回/日

2 PUVA 療法(32 頁参照)

【処方例】

⑤オクソラレンローション	30 mL	ローション外用後 UVA を照射

3 narrow band UVB の照射(Q36，68 頁参照)

効果のある治療法として広く使われるようになっている．

4 水疱蓋膜の移植

難治性の本症に対しては，健常部皮膚に吸引水疱を作り，水疱蓋膜を白斑部に移植する治療も行われている．

Q60―口唇ヘルペスの治療法は

再燃を阻止する治療法は現時点でできあがっていないが，近年開発された抗ウイルス薬が効力を発揮している．発症したヘルペスに対しては，これまで使われてきた治療法も抗ウイルス外用薬と同様に効果を発揮する．ステロイド外用薬は，病巣部の違和感を感じる程度のときには効果があるが，水疱形成がみられた時点での使用は無効である．ゾビラックス軟膏も，病巣部に違和感を感じるときに外用を始めると効果がある．近年抗ウイルス薬の内服（ファムシクロビル 1,000 mg 2 回内服）による再発性ヘルペスの治療法が報じられている．

【処方例】

①ゾビラックス軟膏	5 g	2～3 回 / 日	
②アラセナ A 軟膏	10 g	2～3 回 / 日	
③リンデロン -VG 軟膏	5 g	2～3 回 / 日	
④消毒用アルコール液	50 mL	3～4 回 / 日	綿花に浸して病巣部に 10～30 秒当てる．水疱が早く乾燥する

Q61―帯状疱疹の外用療法は

口唇ヘルペスの場合と同様，水疱形成がみられない状態ではステロイド外用薬に効果を期待できるが，一般にはステロイド外用薬は無効である．水疱が形成された場合には，水疱の乾燥化と疼痛の鎮圧が外用療法の目的となる．また，口唇ヘルペスの場合と同様，抗ウイルス外用薬（アラセナ-A 軟膏）の外用も行われているが，治療費の点では，抗ウイルス薬の静脈投与，あるいは内服に加えて通常の外用療法を行う方が効果がある．

1 水溶性軟膏の貼布

【処方例】

①ゲンタシンソルベース (Q49, 85頁参照)	1～2回/日	ガーゼにのばして貼布
②マクロゴール軟膏	1～2回/日	ガーゼにのばして貼布
③ソルベース軟膏	1～2回/日	同上

チンク油は水疱上に厚い被膜を形成して二次感染を引き起こすので，使用してはいけない．

2 非ステロイド性抗炎症外用薬の貼布

【処方例】

④スタデルム軟膏	10g	ガーゼに0.5mm程度にのばして貼布または，軟膏を病巣に少し厚めに塗布し，その上からガーゼを当てる

非ステロイド性外用薬は鎮痛効果があるために帯状疱疹の外用に用いられるが，時に局所皮膚の刺激を示すので，使用時の観察を怠ってはいけない．

3 抗ウイルス薬の外用

【処方例】

⑤アラセナ-A軟膏	10g	病巣に少し厚めに塗布した上からガーゼを当てるか，ガーゼに1mm程度にのばして貼布

Q62—脂漏性角化症(老人性疣贅)に外用療法はあるか

脂漏性角化症の治療法の主体は手術療法であるが，増殖傾向の少ないもの，比較的小型のもの，また，数，大きさのために手術療法が困難な場合に外用療法が行われている．

1 抗腫瘍薬の外用

【処方例】
①5-FU軟膏　1回/日
②ブレオS軟膏　1回/日

病巣が隆起性の場合などにはODTを行うこともある.

2 液体窒素療法(図18, 104頁参照)

綿棒に液体窒素を含ませ, 5〜10秒間病巣に圧抵する. 病巣部が白色に凍ったら保温する. ひとつの部位に5回程度繰り返す.

3 ビタミンD_3含有外用薬の外用

他の療法に比して効果の出現が遅く, 3ヵ月以上外用する必要がある(保険の適用はない).

【処方例】
③ボンアルファハイ軟膏　10g　1〜2回/日
④オキサロール軟膏　10g　1〜2回/日

Q63—日光性角化症の外用療法は

日光角化症は表皮内癌であるので, これまで外科的切除が中心であったが, 外用療法も行われるようになっている

1 イミキモドの外用

【処方例】
①ベセルナクリーム5%　3包　ベセルナクリームは, 就眠前に1日1回適量を治療部位に塗布. 塗布後はそのままの状態を保ち, 翌朝, 薬剤を石鹸を用いて水または温水で洗い流す. 週3回行い, 4週間塗布後4週間休薬し, 病変が消失した場合を終了とする. 効果不十分の場合にはさらに4週間治療する

2 抗腫瘍薬の外用

【処方例】
②5-FU 軟膏　　2〜3回/日
③ブレオーS 軟膏　　2〜3回/日　　ともに単純塗布

3 液体窒素療法(図 18, 104 頁参照)

脂漏性角化症の場合と同様の処置を行う.

Q64—尋常性疣贅(いぼ)の外用療法は

ウイルス性疣贅には, 尋常性疣贅, 青年性扁平疣贅, 尖型コンジローマ, 伝染性軟属腫があり, 尋常性疣贅はその代表である. 尋常性疣贅の治療法は種々の民間療法が現在なお行われているが, ここでは皮膚科外来で行われている一般的なものにとどめる(表 41).

表 41　いぼの治療法

1. サリチル酸製剤の外用	6. 電気焼灼法
2. トリクロル酢酸の外用	7. 液体窒素療法
3. 抗腫瘍薬の外用	8. レーザー療法
4. ポドフィリンの外用	9. 暗示療法
5. 抗腫瘍薬の局注	

1 サリチル酸製剤の外用

スピール膏を疣贅の大きさより少し小さめに切って疣贅上に貼布し, その上から疣贅全体を覆う形に布製の絆創膏を貼布する(図 17). 1〜2 日放置したのち浸軟した疣贅表面をカミソリあるいは鋏で削りとる. この操作を繰り返す.

【処方例】
①スピール膏 M　　1 枚

サリチル酸製剤のみで疣贅を取り除くことは無理で, 角化の強い疣贅の表面を軟化させ, その後, 抗腫瘍薬の外用あるいは液体窒素療法を行うとよい.

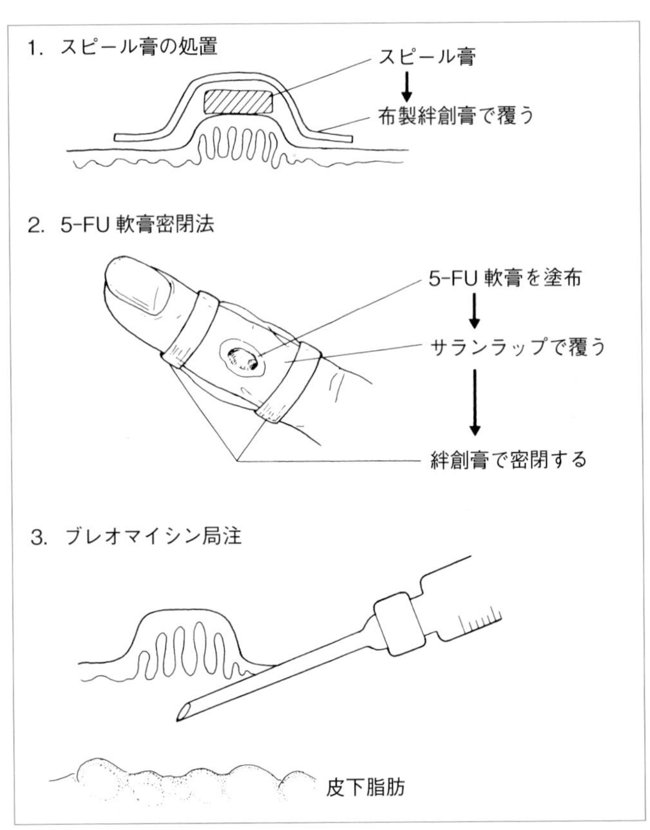

図 17　いぼの外用療法

2 トリクロル酢酸の外用

【処方例】
② 30%トリクロル酢酸液(自家製)　1回/日　綿棒を用いて単純塗布
　<トリクロル酢酸液の処方>

トリクロル酢酸	30 g
精製水	適量
全量	100 mL に

トリクロル酢酸液は皮膚の腐蝕剤であるので，患者に手わたして治療させるときに事故が起こりやすいので十分な説明が必要である.

3 抗腫瘍薬の外用

疣贅部に1日2回程度抗腫瘍薬を単純塗布するか，あるいはポリエチレンフィルムを用いたODTを行う(図17)．抗腫瘍薬のODTは1日1回施行するが，爪母の近くの疣贅の場合，爪甲の変形を残すことがあるので注意を要する．単純塗布よりもODTを行うほうが効果がある．手足に多発する疾患であるので，夜間のみODTを行うのもよい．

【処方例】
③ 5-FU軟膏　　5 g
④ブレオS軟膏　　5 g

スピール膏で角層を浸軟させて削りとったのちに抗腫瘍薬を単純塗布するのもよい．

4 ポドフィリンの外用

【処方例】
⑤ 10～20%ポドフィリンアルコール液(自家製)　　1回/日
<ポドフィリンアルコール液の処方>

ポドフィリン	10～20 g
95%エタノール	適量
全量	100 mL に

ポドフィリンはマンドレークの根の抽出物で，わが国では実験用試薬として購入しなければならない．尖型コンジローマに有効な外用薬であるが，尋常性疣贅には尖型コンジローマに対するほど効果を発揮していないようである．

5 抗腫瘍薬の局注(図17)

注射用ブレオマイシン15 mgを30 mLの1%キシロカイン液(局所麻酔用)に溶解し，0.02～0.1 mLを1個の疣贅の皮内に注射する．角層の厚い手足では皮内(真皮内)に注射針が到達していないことが多いので，いったん皮下まで針先を進ませてから真皮内へ針先を移動させるとよい．1週間おいて2回注射する．手技が上達すると1回の注射で疣贅の退縮がみられることもある．足蹠の疣贅には有効である．

局注は患者に大きな苦痛を与えるので，変法として，ブレオマイシン液(この場合局注に使用するよりも 2 倍の濃度, 1 mg/mL とする）を疣贅上に滴下し，注射針を用いて，疣贅に軽く乱切試験をするときと同様に 2～3 ヵ所傷をつける方法も行われ，効果をあげている．

6 電気焼灼法

電気凝固用ハイブリケーター（例：スーパーフリケーター 2000，山田医療照明㈱）を用いる．疣贅部に局所麻酔を施し，ハイブリケーターを用いて電気焼灼する．以前には，疣贅治療の主流であったが，液体窒素療法が普及してからは，患者の苦痛と治療後の潰瘍形成のためにあまり行われなくなりつつある．

7 液体窒素療法（図 18）

尋常性疣贅以外のウイルス性疣贅，脂漏性角化症，日光角化症，ボーエン病

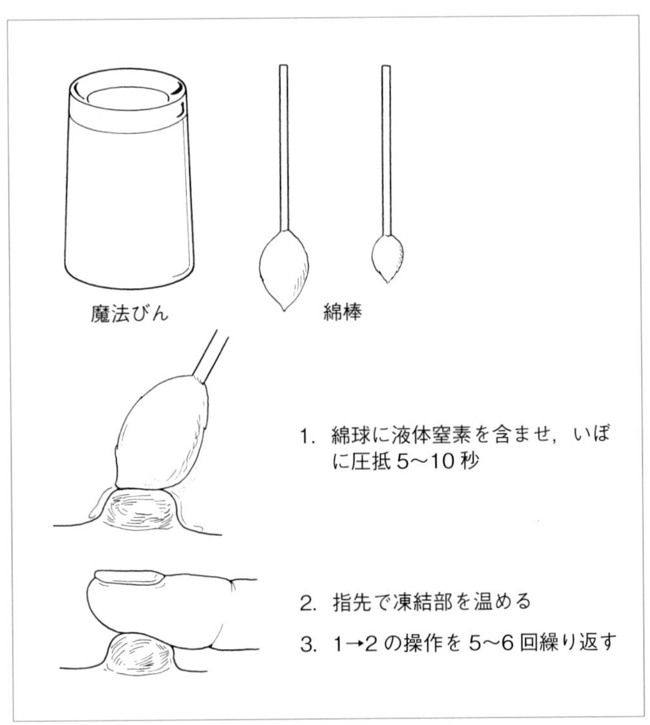

魔法びん
綿棒
1. 綿球に液体窒素を含ませ，いぼに圧抵 5～10 秒
2. 指先で凍結部を温める
3. 1→2 の操作を 5～6 回繰り返す

図 18　液体窒素療法

などにも用いられ，幅広い適応を持つ治療法として皮膚科領域で繁用されている．

液体窒素を小型の魔法びんに取り，直径 5〜10 mm の先端をとがらせた綿棒を用意する．疣贅の大きさに合わせて綿球の大きさを調節するのもよいが，あまり綿球が小さいと，液体窒素が蒸発しやすい．綿球に液体窒素を含ませ，疣贅部に軽く圧抵する．5〜10 秒圧抵すると疣贅が白く凍結してくる．指先で疣贅部を温めたのち，再度液体窒素を含ませた綿棒を圧抵する．これをひとつの疣贅について 5〜6 回施行する．1〜2 週間隔で繰り返すが，手技が上達すると，1〜2 回の治療で疣贅がとれる．

液体窒素療法後，凍結が強すぎると水疱形成し，潰瘍化することもあるので注意を要する．

8 レーザー療法

上記の治療に抵抗するような疣贅，特に足蹠疣贅や尖型コンジロームの治療に用いられている．炭酸ガスレーザーが使用されている．機械が高価であるため治療施設が限られる．

Q65—顔面の青年性疣贅に対するよい外用療法はあるか

青年性扁平疣贅の治療法は尋常性疣贅のそれに準じて行われている(表 41，101 頁参照)．顔の青年性扁平疣贅は，化粧，ひげ剃りなどによってケブネル Koebner 現象を起こして拡大する傾向がある．また，経過中，疣贅部に軽度瘙痒を伴う発赤をきたし，その 1 週間ほどしたのちに急激にすべての疣贅が消失することがある．疣贅ウイルスに対する免疫が成立するためと考えられている．この現象を利用して暗示療法が行われる．暗示療法の成果は，医師がどれだけ患者の信頼を得ているかによって決定される．また，この自然治癒現象を利用するため，皮膚を軽度刺激する外用薬(たとえば，クンメルフェルド液)を 1 日 2 回程度疣贅部に外用させ，疣贅部の発赤を誘発させる方法も可能である．

外用療法としては，①抗腫瘍薬，②液体窒素療法，などが行われる．いずれも，治療後しばしば色素沈着斑を残すので，患者に前もって説明しておく必要がある．

【処方例】
① 5-FU 軟膏　5g　1回/日

Q66—尖型コンジローマの外用療法は

尖型コンジローマはヒトパピローマウイルスの感染による性感染症である．尋常性疣贅の治療に準じて治療されている．新しい外用薬が開発され，使用が可能となっている．

1 液体窒素療法(図18, 104 頁参照)

外陰部の病巣にはよいが，腟内の病巣には施行が難しい．

2 電気焼灼法(Q64，104 頁参照)

3 イミキモドの外用

尖型コンジローマの治療薬としてイミキモドが使用可能となった．皮膚の浸潤細胞などに作用してインターフェロンを産生させ, コンジローマを治療する．また，イミキモドは顔面・頭部の日光角化症に保険適用され，コンジローマと同じ使い方がされている．

【処方例】
①ベセルナクリーム 5%　3包　入浴後コンジローマに単純塗布，翌朝(約8時間後)外用部を洗浄する．隔日に週3回行う

4 ポドフィリンの外用(Q64, 103 頁参照)

【処方例】
② 10〜20%ポドフィリンアルコール液(自家製)　1回/日
(103 頁参照)

Q67—伝染性軟属腫(水いぼ)の治療法は

幼小児に好発する頂点に凹みをもつ柔らかいいぼである．最もポピュラーかつ有効な治療法は，軟属腫のモルスクムボディーを圧出する方法である．先端がリング状になったピンセットで軟属腫の基部をつまむと，モルスクムボディーが圧出されるが，患者にかなりの恐怖感と苦痛を与える．母親にピンセットによる処理をよく教え込み，患者の入浴後に数個ずつ処理させるのもよい．

実地医家の間で種々の工夫が行われているので，その例をあげる．

1 トリクロル酢酸を用いる方法

軟属腫の先端部に10～30%トリクロル酢酸液(102頁参照)を塗布して放置すると頂点が腐蝕され，モルスクムボディーが圧出されやすくなる．

2 硝酸銀を用いる方法

トリクロル酢酸液の場合と同様，軟属腫の頂点に硝酸銀棒を圧抵あるいは硝酸銀液(40%)を塗布し，生理食塩水で中和したのち，放置する．2～3日で頂点が痂皮化し，モルスクムボディーが圧出されやすくなる．この場合，硝酸銀が健康な皮膚につかないよう注意が必要である．

硝酸銀ペースト(自家製)を作製して軟属腫に塗布する治療も行われている．

<硝酸銀ペーストの処方>

40%硝酸銀蒸留水	0.2 mL	
小麦粉	20～50 mg	よく混ぜてペースト状とする

3 スピール膏を用いる方法

軟属腫の頂点にスピール膏を貼布し，その上から布製絆創膏で軟属腫全体をおおい密閉する(図19)．2～3日放置したのち絆創膏を剝がすと，上手にできたときには，スピール膏にモルスクムボディーがくっついて取れてくる．そうでなくとも，頂点が浸軟しているので，あまり力を加えなくともモルスクムボディーを容易に圧出できる．いずれの場合も，モルスクムボディーを取り出したあとは，消毒処置を行う．

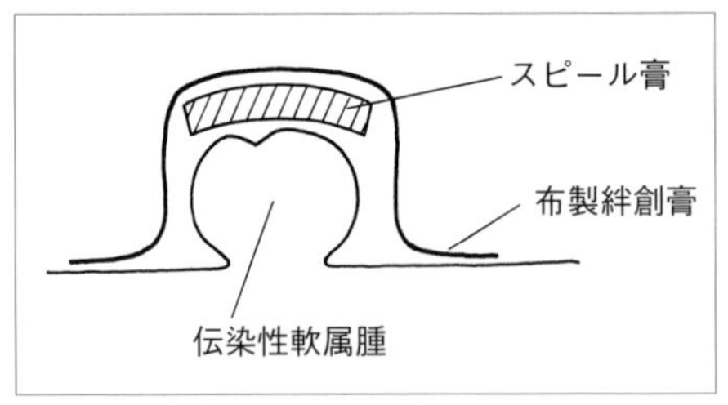

図 19 スピール膏を用いる方法

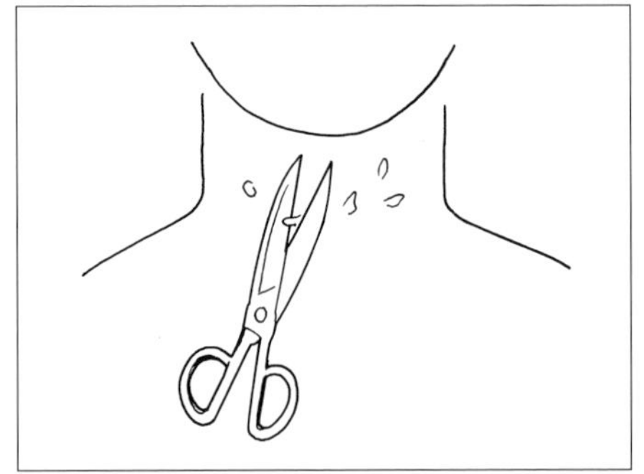

図 20 切除によるスキンタッグの治療法

Q68—スキンタッグの治療法は

①トリクロル酢酸による腐蝕，②電気焼灼法，③液体窒素療法，④切除，などがある．液体窒素を綿棒に含ませスキンタッグの基部に当て，凍結融解を1～2度繰り返す．最も簡単な方法は，眼科用鋏でスキンタッグの基部を瞬時に切除する方法である(図 20)．

Q69—鶏眼(うおのめ)，胼胝(たこ)の治療法は

鶏眼，胼胝ともに，皮膚の一定部位に繰り返し機械的刺激が加えられることによって発症するものであるので，機械的刺激を与える原因(靴など)を取り除くことが治療の第一である．

外用療法としては，

【処方例】
①スピル膏　1枚
②ケラチナミンコーワ　25 g
③角層の機械的除去

①スピール膏を2〜3日貼布したのち，浸軟した角層を削る．鶏眼では中心にある角栓を取り除くと痛みが軽減する，②尿素軟膏の外用，③鋏あるいはメスで角質を削り取り，同部にスポンジのクッションを当てて保護する方法が行われる．

長期にわたって靴を着用する生活をしているために，足の形の変形をきたし，趾骨が他の趾に常に当たるようになってしまっていたり，足蹠の一定部位が突出し，常にその部位に機械的刺激が加わるようになっているのが観察された場合には，それらの部位に厚さ5 mm 程のスポンジを当てて機械的刺激を避けるようにし，ゆったりした靴に変更すると，やや時間がかかるが自然治癒する．

Q70—踵の角化病巣に対する外用療法は

踵の角化症は年齢とともに進行し，表面に亀裂を形成するようになる．昔から軽石を使用して角層を薄くする民間療法が行われているが，なかなかよい治療薬は出されていない．

【処方例】
①ケラチナミンコーワ軟膏　25 g　昼間は単純塗布のみとし，夜就眠前に少し厚めに軟膏を塗布し，くつ下を着用して就眠する．浸軟化した角層は入浴時に洗い落とすか，削り落とす

Q71—魚鱗癬の外用療法は

魚鱗癬には，尋常性魚鱗癬，伴性遺伝性魚鱗癬などがあり，夏には比較的症状を発しないが，冬には乾燥肌を示し，しばしば痒みを伴う．スキンケア外用薬に加えて，ビタミン D_3 含有外用薬が用いられる．それぞれ入浴後の単純塗布が基本となるが，症状が強い場合には，2〜3回/日の単純塗布を行う．

【処方例】

①ワセリン	30 g
②ケラチナミンコーワ軟膏	25 g
③ボンアルファハイ軟膏	10 g
④オキサロール軟膏	10 g
⑤ヒルドイドソフト	25 g

Q72—掌蹠角化症の外用療法は

掌蹠角化症は遺伝的疾患であることから，その治療法は将来の遺伝子治療を待つことになるが，症状の強い場合，また，患者が妊娠年齢でない場合にはレチノイドの内服療法が有効である．外用療法としては，サリチル酸製剤，尿素製剤，ビタミン D_3 含有外用薬が用いられる．いずれも単純塗布を基本とするが，夜間のみそれらを塗布して ODT を行う．

【処方例】

① 5%サリチル酸ワセリン(自家製) (48 頁参照)	30 g
②ケラチナミンコーワ軟膏	25 g
③ボンアルファハイ軟膏	10 g
④オキサロール軟膏	10 g

Q73—腋窩多汗症の治療は

腋窩多汗症は日常生活で QOL を低下させる．治療には自家製の 20%塩化アルミニウム水溶液(塩化アルミニウム・6 水和物を精製水あるいはエタノールで 20%に溶解)が使用されているが，最近ソフプロニウム臭化物外用薬が開発され，原発性の腋窩多汗症で使用可能となっている．

【処方例】

①エクロックゲル 5%	20 g	1 本	専用のアプリケーターを利用して両腋窩皮膚に 1 回 / 日外用

皮膚外用薬一覧

●ステロイド外用薬

薬剤名	剤形・組成	皮膚科領域の適応
クロベタゾールプロピオン酸エステル		
デルモベート(グラクソ・スミスクライン)	軟膏・クリーム：0.05%	湿疹・皮膚炎群．痒疹群，乾癬，掌蹠膿疱症，虫さされ，薬疹・中毒疹，ジベルばら色粃糠疹，慢性円板状エリテマトーデス，扁平苔癬，紅皮症，肥厚性瘢痕・ケロイド，肉芽腫症，皮膚アミロイドージス，水疱症，悪性リンパ腫，円形脱毛症
	スカルプローション：0.05%	主として頭部の皮膚疾患：湿疹・皮膚炎群，乾癬
コムクロシャンプー(マルホ)	シャンプー 0.05%	乾癬
ジフロラゾン酢酸エステル		
ジフラール(アステラス) ダイアコート(帝國)	軟膏・クリーム：0.05%	湿疹・皮膚炎群．痒疹群，乾癬，掌蹠膿疱症，虫さされ，薬疹・中毒疹，慢性円板状エリテマトーデス，扁平苔癬，紅皮症，肥厚性瘢痕・ケロイド，肉芽腫症，皮膚アミロイドージス，水疱症，悪性リンパ腫，円形脱毛症，紅斑症，毛孔性紅色粃糠疹，特発性色素性紫斑
ジフルプレドナート		
マイザー(田辺三菱)	軟膏・クリーム：0.05%	湿疹・皮膚炎群．痒疹群，乾癬，掌蹠膿疱症，虫さされ，薬疹・中毒疹，ジベルばら色粃糠疹，慢性円板状エリテマトーデス，扁平苔癬，紅皮症，紅斑症，肥厚性瘢痕・ケロイド，肉芽腫症，皮膚アミロイドージス，円形脱毛症

薬剤名	剤形・組成	皮膚科領域の適応
モメタゾンフランカルボン酸エステル フルメタ(塩野義)	軟膏・クリーム・ローション：0.1%	湿疹・皮膚炎群，痒疹群，乾癬，掌蹠膿疱症，虫さされ，薬疹・中毒疹，ジベルばら色粃糠疹，慢性円板状エリテマトーデス，扁平苔癬，肥厚性瘢痕・ケロイド，水疱症，円形脱毛症，紅斑症，特発性色素紫斑
ベタメタゾン酪酸エステルプロピオン酸エステル アンテベート(鳥居)	軟膏・クリーム・ローション：0.05%	デルモベートの適応症＋特発性色素性紫斑
ベタメタゾンジプロピオン酸エステル リンデロン-DP(塩野義)	軟膏・クリーム・ゾル：0.064%	ジフラールの適応症＋紅斑症
ジフルコルトロン吉草酸エステル テクスメテン(佐藤)	軟膏・ユニバーサルクリーム：0.1%	湿疹・皮膚炎群，痒疹群，乾癬，掌蹠膿疱症，慢性円板状エリテマトーデス，扁平苔癬，紅皮症，皮膚アミロイドージス
ネリゾナ(レオファーマ-LTL)	軟膏・ユニバーサルクリーム・クリーム・ソリューション：0.1%	＊ユニバーサルクリームはクリーム状の軟膏 ＊ネリゾナクリームはo/w型
フルオシノニド トプシム(田辺三菱)	軟膏・クリーム・Eクリーム・ローション：0.05% スプレーL：0.0143%	湿疹・皮膚炎群，痒疹群，乾癬，掌蹠膿疱症，尋常性白斑，円形脱毛症
アムシノニド ビスダーム(帝國)	軟膏・クリーム：0.1%	湿疹・皮膚炎群，痒疹群，乾癬，掌蹠膿疱症，虫さされ，慢性円板状エリテマトーデス，扁平苔癬，紅皮症，円形脱毛症
ヒドロコルチゾン酪酸エステルプロピオン酸エステル パンデル(大正)	軟膏・クリーム・ローション：0.1%	湿疹・皮膚炎群，乾癬，掌蹠膿疱症，痒疹群，虫さされ，扁平苔癬，慢性円板状エリテマトーデス

薬剤名	剤形・組成	皮膚科領域の適応
ベタメタゾン吉草酸エステル リンデロン-V(塩野義) リンデロン-VG(塩野義)	 軟膏・クリーム・ローション：0.12% 軟膏・クリーム・ローション：0.12%(ゲンタマイシン硫酸塩含有)	 湿疹・皮膚炎群，痒疹群，乾癬，掌蹠膿疱症，痒疹群，虫さされ，薬疹・中毒疹，慢性円板状エリテマトーデス，扁平苔癬，紅皮症，皮膚瘙痒症
デキサメタゾンプロピオン酸エステル メサデルム(岡山大鵬)	 軟膏・クリーム・ローション：0.1%	 ジフラールの適応症＋水疱症
プレドニゾロン吉草酸エステル酢酸エステル リドメックス(興和)	 軟膏・クリーム・ローション：0.3%	 湿疹・皮膚炎群，痒疹群，乾癬，掌蹠膿疱症，虫さされ
デキサメタゾン吉草酸エステル ザルックス(アボット) ボアラ(マルホ)	 軟膏・クリーム：0.12%	 湿疹・皮膚炎群，痒疹群，乾癬，掌蹠膿疱症，虫さされ，慢性円板状エリテマトーデス，扁平苔癬
デプロドンプロピオン酸エステル エクラー(久光)	 軟膏・クリーム・ローション：0.3% プラスター：$20\mu g/cm^2$	 湿疹・皮膚炎群，痒疹群，乾癬，掌蹠膿疱症，虫さされ，薬疹・中毒疹，紅皮症，紅斑症，ジベルばら色粃糠疹，特発性色素性紫斑，円形脱毛症 ザルックスの適応症＋肥厚性瘢痕・ケロイド，環状肉芽腫
フルオシノロンアセトニド フルコート(田辺三菱) フルベアンコーワ(興和)	 軟膏・クリーム：0.025% 液：0.01% スプレーL：0.007% テープ：$8\mu g/cm^2$	 湿疹・皮膚炎群，痒疹群，乾癬，掌蹠膿疱症，虫さされ，薬疹・中毒疹，皮膚瘙痒症 苔癬化型湿疹・皮膚炎，痒疹群，乾癬，掌蹠膿疱症，瘢痕・ケロイド

薬剤名	剤形・組成	皮膚科領域の適応
トリアムシノロンアセトニド		
レダコート(アルフレッサ) ケナコルトーA(第一三共)	軟膏・クリーム：0.1%	湿疹・皮膚炎群，痒疹群，乾癬，掌蹠膿疱症，虫さされ，薬疹・中毒疹，扁平苔癬，紅斑症，紅皮症，円形脱毛症，皮膚粘膜症候群，熱傷，水疱症，毛孔性粃糠疹，皮膚瘙痒症
トリシノロン(東興薬品)	クリーム・ゲル：0.1%	
ヒドロコルチゾン酪酸エステル		
ロコイド(鳥居)	軟膏・クリーム：0.1%	湿疹・皮膚炎群，痒疹群，乾癬，掌蹠膿疱症
クロベタゾン酪酸エステル		
キンダベート(グラクソ・スミスクライン)	軟膏：0.05%	アトピー性皮膚炎．顔面，頸部，腋窩，陰部の湿疹・皮膚炎
アルクロメタゾンプロピオン酸エステル		
アルメタ(塩野義)	軟膏：0.1%	湿疹・皮膚炎群，痒疹群，乾癬，掌蹠膿疱症，虫さされ，薬疹・中毒疹，慢性円板状エリテマトーデス，扁平苔癬，ジベルばら色粃糠疹，紅斑症，紅皮症，特発性色素性紫斑
デキサメタゾン		
オイラゾン(日新)	クリーム：0.05%，0.1%	湿疹・皮膚炎群，乾癬，虫さされ，皮膚瘙痒症
デキサメサゾン(岩城)	軟膏・クリーム・ローション：0.1%	
デキサメタゾン・グリテール配合		
グリメサゾン(藤永)	軟膏：0.1%(グリテール含有)	湿疹・皮膚炎群，皮膚瘙痒症，乾癬，虫さされ
プレドニゾロン		
プレドニゾロンクリーム(帝國)	クリーム：0.5%	湿疹・皮膚炎群，皮膚瘙痒症，薬疹・中毒疹
プレドニゾロン(マイラン)	軟膏：0.5%	

薬剤名	剤形・組成	皮膚科領域の適応
ヒドロコルチゾン テラ・コートリル(陽進堂)	軟膏：1%(オキシテトラサイクリン塩酸塩含有)	深在性皮膚感染症, 慢性膿皮症. 二次感染を伴う湿疹・皮膚炎群. 歯周組織炎, 感染性口内炎, 舌炎, など
フルドロキシコルチド ドレニゾン(帝國)	テープ：4 μ g/cm^2	湿疹・皮膚炎群. 結節性痒疹, 乾癬, 掌蹠膿疱症, 慢性円板状エリテマトーデス, 扁平苔癬, アミロイド苔癬, 尋常性白斑, 悪性リンパ腫, 肥厚性瘢痕・ケロイド, など

●非ステロイド性抗炎症外用薬

薬剤名	剤形・組成	皮膚科領域の適応
ベンダザック ジルダザック(佐藤)	軟膏・クリーム：3%	乳幼児湿疹, 急性・慢性湿疹, 接触性皮膚炎, アトピー皮膚炎, 乾癬, 褥瘡, 放射線潰瘍, 熱傷潰瘍, 帯状疱疹
ウフェナマート コンベック(田辺三菱) フエナゾール(マイランEPD)	軟膏・クリーム：5%	急性・慢性湿疹, 脂漏性湿疹, 貨幣状湿疹, 接触皮膚炎, アトピー皮膚炎, おむつ皮膚炎, 酒さ様皮膚炎・口周皮膚炎, 帯状疱疹
イブプロフェンピコノール スタデルム(鳥居) ベシカム(久光)	軟膏・クリーム：5%	急性・慢性湿疹, 接触皮膚炎, アトピー皮膚炎, 酒さ様皮膚炎・口囲皮膚炎, 帯状疱疹. クリームのみ：尋常性痤瘡
スプロフェン スルプロチン(武田テバファーマ－武田, ケミファ) スレンダム(サンファーマ) トパルジック(アルフレッサ)	軟膏・クリーム：1%	急性・慢性湿疹, 接触皮膚炎, アトピー性皮膚炎, 皮脂欠乏性湿疹, 酒さ様皮膚炎・口囲皮膚炎, 帯状疱疹

●免疫調整薬

薬剤名	剤形・組成	皮膚科領域の適応
タクロリムス水和物 プロトピック(マルホ)	軟膏：0.1% 小児用軟膏：0.03%	アトピー性皮膚炎
JAK 阻害薬 コレクチム軟膏(鳥居)	軟膏 0.5% 小児用 0.25%	アトピー性皮膚炎 1 回の使用量が 5 g 以下
PDE4 阻害薬 モイゼルト軟膏(大塚)	軟膏 1% 小児用 0.5%	アトピー性皮膚炎

●抗真菌外用薬

薬剤名		剤形・組成	皮膚科領域の適応
イミダゾール系	ビホナゾール マイコスポール(バイエル)	クリーム・液：1%	白癬，カンジダ症，癜風
	クロトリマゾール エンペシド(バイエル)	クリーム・液：1%	白癬，カンジダ症，癜風
	イソコナゾール硝酸塩 アデスタン(バイエル)	クリーム：1%	白癬，カンジダ症，癜風
	ミコナゾール硝酸塩 フロリード-D(持田)	クリーム・液：1% ゲル：2%	白癬，カンジダ症，癜風 口腔・食道カンジダ症
	オキシコナゾール硝酸塩 オキナゾール(田辺三菱)	クリーム・液：1%	白癬，カンジダ症，癜風
	スルコナゾール硝酸塩 エクセルダーム(田辺三菱)	クリーム・液：1%	白癬，カンジダ症，癜風
	ケトコナゾール ニゾラール(ヤンセン)	クリーム・ローション：2%	白癬，カンジダ症，癜風，脂漏性皮膚炎

	薬剤名	剤形・組成	皮膚科領域の適応
イミダゾール系	ネチコナゾール塩酸塩 アトラント(久光)	軟膏・クリーム・液：1%	白癬，カンジダ症，癜風
	ラノコナゾール アスタットクリーム(マルホ)	軟膏・クリーム・液：1%	白癬，カンジダ症，癜風
	ルリコナゾール ルリコン(ポーラファルマ)	軟膏，クリーム・液：1%	白癬，カンジダ症，癜風
	ルコナック(佐藤)	液：5%	爪白癬
トリアゾール系	エフィコナゾール クレナフィン(科研)	液：10%	爪白癬
チオカルバメート系	リラナフタート ゼフナート(全薬工業)	クリーム・液：2%	白癬
	トルナフタート ハイアラージン(長生堂)	軟膏・液：2%	白癬，癜風
ベンジルアミン系	ブテナフィン塩酸塩 メンタックス(科研) ボレー(久光)	クリーム・液・スプレー：1%	白癬，癜風
モルホミン系	アモロルフィン塩酸塩 ペキロン(テイカ)	クリーム：0.5%	白癬，カンジダ症，癜風
アリルアミン系	テルビナフィン塩酸塩 ラミシール(サンファーマ)	クリーム・液・スプレー：1%	白癬，カンジダ症，癜風

●抗細菌外用薬

薬剤名		剤形・組成	皮膚科領域の適応
サルファ剤	スルファジアジン テラジアパスタ（ニプロパッチ）	軟膏：5%	表在性・深在性皮膚感染症，慢性膿皮症，外傷・熱傷および手術創等の二次感染，びらん・潰瘍の二次感染
	スルファジアジン銀 ゲーベン(田辺三菱)	クリーム：1%	外傷・熱傷および手術創等の二次感染，びらん・潰瘍の二次感染
アミノグリコシド系	ゲンタマイシン硫酸塩 ゲンタシン（高田）	軟膏・クリーム：0.1%	表在性皮膚感染症，慢性膿皮症，びらん・潰瘍の二次感染
	フラジオマイシン硫酸塩 ソフラチュール（テイカ製薬） フランセチン・T（持田）	貼布剤 10 cm：10.8 mg/ 枚 30 cm：32.4 mg/ 枚 パウダー：1%（結晶トリプシン配合）	外傷・熱傷および手術創等の二次感染，びらん・潰瘍の二次感染 びらん・潰瘍の二次感染
	カナマイシン硫酸塩 カナマイシン（明治製薬）	軟膏：2%	表在性・深在性皮膚感染症
ペプチド系＋アミノグリコシド系	バシトラシン・フラジオマイシン硫酸塩 バラマイシン（東洋製薬化）	軟膏：1 g 中バシトラシン 250 単位（フラジオマイシン硫酸塩含有）	表在性・深在性皮膚感染症，慢性膿皮症，外傷・熱傷および手術創等の二次感染，びらん・潰瘍の二次感染，腋臭症
	コリスチン硫酸塩・フラジオマイシン硫酸塩 コリマイフォーム（ポーラファルマ）	エアゾル：100 g 中 300 mg（フラジオマイシン硫酸塩含有）	外傷・熱傷および手術創等の二次感染，びらん・潰瘍の二次感染

	薬剤名	剤形・組成	皮膚科領域の適応
ペプチド系+アミノグリコシド系	オキシテトラサイクリン塩酸塩・ポリミキシンB硫酸塩 テラマイシン(陽進堂)	軟膏：3%(ポリミキシンB硫酸塩含有)	表在性皮膚感染症，深在性皮膚感染症，慢性膿皮症，外傷・熱傷および手術創等の二次感染，びらん・潰瘍の二次感染
テトラサイクリン系	テトラサイクリン塩酸塩 アクロマイシン(サンファーマ)	軟膏：3%	表在性・深在性皮膚感染症，慢性膿皮症，外傷・熱傷および手術創等の二次感染
マクロライド系	エリスロマイシン エリスロシン(アボット)	軟膏：1%	表在性皮膚感染症，慢性膿皮症，外傷・熱傷および手術創等の二次感染，びらん・潰瘍の二次感染
リンコマイシン系	クリンダマイシンリン酸エステル ダラシンT(佐藤)	ゲル：1%	痤瘡(化膿性炎症を伴うもの)
キノロン系	ナジフロキサシン アクアチム(大塚)	軟膏・クリーム・ローション：1%	表在性・深在性皮膚感染症，痤瘡(化膿性炎症を伴うもの)
	オゼノキサシン ゼビアックス(マルホ)	ローション・油性クリーム：2%	表在性皮膚感染症，ざ瘡
クロラムフェニコール系	クロラムフェニコール クロロマイセチン(第一三共)	軟膏：2%	表在性・深在性皮膚感染症，慢性膿皮症，外傷・熱傷および手術創等の二次感染，びらん・潰瘍の二次感染
	クロラムフェニコール・フラジオマイシン硫酸塩 クロマイ-P(第一三共)	軟膏：2%(フラジオマイシン硫酸塩，プレドニゾロン含有)	深在性皮膚感染症，慢性膿皮症．二次感染を伴う湿疹・皮膚炎群．外傷・熱傷および手術創等の二次感染

	薬剤名	剤形・組成	皮膚科領域の適応
クロラムフェニコール系	クロランフェニコール・フラジオマイシン・ナイスタチン クロマイN(第一三共)	軟膏(フラジオマイシン5 mg，ナイスタチン10万単位含有	化膿性皮膚疾患(伝染性膿痂疹，面疔，毛嚢炎，痤瘡)
その他	フシジン酸ナトリウム フシジンレオ(第一三共)	軟膏：2%	表在性・深在性皮膚感染症，慢性膿皮症，外傷・熱傷および手術創等の二次感染
	ムピロシン バクトロバン(グラクソ・スミスクライン)	軟膏：2%	MRSA感染症発症の危険性の高い免疫機能の低下状態にある患者(易感染患者)，易感染患者から隔離することが困難な入院患者，易感染患者に接する医療従事者の鼻腔内MRSAの除菌
	アダパレン ディフェリン(ガルデルマ)	ゲル：0.1%	痤瘡
	過酸化ベンゾイル ベピオゲル	ゲル：2.5%	痤瘡
	混合死菌浮遊液・ヒドロコルチゾン配合 エキザルベ(マルホ)	軟膏：1 g中混合死菌浮遊液0.166 mL(ヒドロコルチゾン含有)	二次感染を伴う湿疹・皮膚炎群．熱傷，術創．湿疹様変化を伴う膿皮症

●抗ウイルス外用薬

薬剤名	剤形・組成	皮膚科領域の適応
アシクロビル ゾビラックス(グラクソ・スミスクライン)	軟膏・クリーム：5%	単純疱疹
ビダラビン アラセナ-A(持田)	軟膏・クリーム：3%	帯状疱疹，単純疱疹

●その他の外用薬

	薬剤名	剤形・組成	皮膚科領域の適応
ビタミン含有薬	ビタミンA ザーネ(サンノーバ)	軟膏：0.5%	角化性皮膚疾患
	タカルシトール水和物 ボンアルファ(帝人ファーマ) ボンアルファハイ(帝人ファーマ)	軟膏・クリーム・ローション：0.0002% 軟膏・ローション：0.002%	乾癬，魚鱗癬，掌蹠膿疱症，掌蹠角化症，毛孔性紅色粃糠疹 尋常性乾癬
	マキサカルシトール オキサロール(マルホ)	軟膏・ローション：25 μg/g	尋常性乾癬，魚鱗癬群，掌蹠角化症
	カルシポトリオール ドボネックス(レオファーマ－鳥居)	軟膏：0.005%	尋常性乾癬
	マキサカルシトール・ベタメタゾンプロピオン酸エステル配合 マーデュオックス(マルホ)	軟膏(マキサカルシオール 0.005%，ベタメタゾン酪酸エステル 0.05%)	乾癬
	カルシポトリオール・ベタメタゾンプロピオン酸エステル配合 ドボベット(レオファーマ)	軟膏・ゲル・フォーム(カルシプトリオール 0.005%，ベタメタゾンプロピオン酸エステル 0.0643%	乾癬
	ビタミンE ユベラ(サンノーバ)	軟膏：2%(ビタミンA油含有)	凍瘡，進行性指掌角皮症，尋常性魚鱗癬，毛孔性苔癬，単純性粃糠疹，掌蹠角化症
鎮痒薬	クロタミトン オイラックス(日新製薬) オイラックスH(日新製薬)	クリーム：10% クリーム：10%(ヒドロコルチゾン含有)	湿疹，蕁麻疹，神経皮膚炎，皮膚瘙痒症，小児ストロフルス 湿疹・皮膚炎群，皮膚瘙痒症，小児ストロフルス，虫さされ，乾癬

	薬剤名	剤形・組成	皮膚科領域の適応
鎮痒薬	ジフェンヒドラミン レスタミンコーワ(興和)	クリーム：1%	蕁麻疹，湿疹，小児ストロフルス，皮膚瘙痒症，虫さされ
	ベナパスタ(田辺三菱)	軟膏(ラウリル硫酸塩)：4%	蕁麻疹，湿疹，小児ストロフルス，皮膚瘙痒症，虫さされ
潰瘍治療薬	ブロメライン ブロメライン(ジェイドルフ)	軟膏：5 万単位 /g	熱傷・褥瘡・表在性各種潰瘍・挫傷・切開傷・切断傷・化膿創などの創傷面の壊死組織の分解，除去，清浄化およびそれに伴う治癒促進
	リゾチーム塩酸塩 リフラップ(帝國)	軟膏・シート：5%	皮膚潰瘍
	白糖・ポビドンヨード配合 ユーパスタ(興和)	軟膏(100 g 中精製白糖 70 g，ポビドンヨード 3 g)	褥瘡，皮膚潰瘍
	トレチノイントコフェリル オルセノン(サンファーマ)	軟膏：0.25%	褥瘡，皮膚潰瘍
	ブクラデシンナトリウム アクトシン(ニプロファーマ)	軟膏：3%	褥瘡，皮膚潰瘍
	幼牛血液抽出物 ソルコセリル(東菱)	軟膏：5%	褥瘡，皮膚潰瘍
	アルプロスタジルアルファデクス プロスタンディン(小野)	軟膏：0.003%	褥瘡，皮膚潰瘍
	アルクロキサ イサロパン(あすか) アラントロックス(大洋)	外用散：6% 軟膏：2%	褥瘡，手術創，熱傷・外傷における皮膚のびらん・潰瘍 熱傷，皮膚潰瘍
	ヨウ素 カデックス(スミス・アンド・ネフュー)	軟膏・外用散：0.9%	褥瘡・皮膚潰瘍

	薬剤名	剤形・組成	皮膚科領域の適応
潰瘍治療薬	トラフェルミン(遺伝子組み換え) フィブラスト(科研)	スプレー：250μg,500μg	褥瘡・皮膚潰瘍 ＊凍結乾燥品を添付溶解液に100μg/mLとなるよう調製する
	親水性ビーズ デブリサン(佐藤)	ペースト(デキストラノマー64.0 W/W%)：10 g/包	褥瘡・皮膚潰瘍
創傷保護薬	ハイドロコロイドゲル アブソキュア・サジカル(日東)	5×10，5×20，10×10，10×20，20×20 cm	軽度・中等度の皮膚潰瘍
	アブソキュア・ウンド(日東)	10×10，15×20，20×20，20×30 cm	皮膚潰瘍，採皮創，皮膚剥削創
光線治療薬	メトキサレン オクソラレン(大正)	軟膏：0.3% ローション：0.3%，1%	尋常性白斑 ＊投与後，長波長紫外線を照射
角質浸軟薬	サリチル酸 スピール膏M(ニチバン)	硬膏	疣贅，鶏眼，胼胝腫の角質剥離
	尿素 ケラチナミン(興和) ウレパール(大塚) パスタロン(佐藤)	軟膏：20% クリーム・ローション：10% ソフト軟膏・クリーム：10%，20% ローション：10%	魚鱗癬，老人性乾皮症，アトピー皮膚，進行性指掌角皮症(主婦湿疹の乾燥型)，足蹠部皸裂性皮膚炎，掌蹠角化症，毛孔性苔癬 ローションのみ上記＋頭部粃糠疹
収れん・皮膚保護薬など	アズレン(ジメチルイソプロピルアズレン) アズノール(日本新薬)	軟膏：0.033%	湿疹，熱傷その他の疾患によるびらんおよび潰瘍

	薬剤名	剤形・組成	皮膚科領域の適応
収れん・皮膚保護薬など	亜鉛華軟膏 亜鉛華軟膏(吉田，丸石など) ボチシート(帝國) ウイルソン軟膏(東豊)	軟膏：20% 貼布剤：10×15 cm 軟膏：20%	次の皮膚疾患の収れん・消炎・保護・緩和な防腐：外傷，熱傷，凍傷，湿疹・皮膚炎，肛門瘙痒症，白癬，面皰，せつ，よう．その他の皮膚疾患によるびらん・潰瘍・湿潤面
	カチリ(マイラン)	リニメント：10%	皮膚瘙痒症，汗疹，蕁麻疹，小児ストロフルス，虫さされ ＊石炭酸亜鉛華リニメント
	カラミンローション(丸石)	ローション(カラミン8% 含有)	次の皮膚疾患の緩和な収れん・保護：湿疹・皮膚炎，汗疹，日焼け，第Ⅰ度熱傷
	ヘパリン類似物質 ヒルドイド(マルホ)	軟膏・ソフト軟膏・ローション・ゲル(ヘパリン類似物質0.3% 含有)	皮脂欠乏症，進行性指掌角皮症，凍瘡，肥厚性瘢痕・ケロイドの治療と予防，血行障害に基づく疼痛と炎症性疾患，血栓性静脈炎，外傷後の腫脹・血腫・腱鞘炎，など
抗腫瘍外用薬	フルオロウラシル 5-FU(協和発酵キリン)	軟膏：5%	皮膚悪性腫瘍
	ブレオマイシン硫酸塩 ブレオS(日本化薬)	軟膏：5 mg/g	皮膚悪性腫瘍
コンジローマ治療薬	イミキモド ベセルナ(持田)	クリーム：5%	尖圭コンジローマ(外性器または肛門周囲に限る) 日光角化症(顔面または禿頭部に限る)
眼科・口腔用剤	フラジオマイシン硫酸塩・メチルプレドニゾロン配合 ネオメドロールEE(ファイザー)	眼軟膏(メチルプレドニゾロン含有)	外眼部・前眼部の細菌感染を伴う炎症性疾患，外耳の湿疹・皮膚炎，耳鼻咽喉科領域における術後処置

	薬剤名	剤形・組成	皮膚科領域の適応
眼科・口腔用剤	デキサメタゾン		
	サンテゾーン(参天)	眼軟膏：0.05%	外眼部・前眼部の炎症性疾患の対症療法
	アフタゾロン(昭和薬化)	口腔用軟膏：0.1%	口内炎，舌炎
	トリアムシノロンアセトニド		
	ケナログ(ブリストル・マイヤーズ)	口腔用軟膏：0.1%	歯肉炎，口内炎，舌炎
	アフタッチ(帝人ファーマ)	口腔用錠：0.025 mg	アフタ性口内炎 ＊口腔内粘膜付着型の二層錠
	ベクロメタゾンプロピオン酸エステル		
	サルコート(帝人ファーマ)	カプセル：50 μg	口内炎 ＊専用の小型噴霧器で噴霧する
	人工唾液		
	サリベート(帝人ファーマ)	エアゾール	口腔乾燥症
多汗症・シラミ症治療薬	ソフプロニウム臭化物		
	エクロックゲル5%(科研)	ゲル：5%	原発性腋窩多汗症
	フェノトリン		
	スミスリン(クラシエ)	ローション：5%	アタマジラミ
	イベルメクチン		
	イベルメクチン外用薬(科研)	ローション：0.5%	アタマジラミ

索　引

さ行

た 行

な 行

は 行

ま 行

や 行

ら 行

わ 行

欧 文

●著者紹介●

西岡　清（にしおか　きよし）

昭和14年12月22日生	
昭和39年	大阪大学医学部卒業
44年	大阪大学大学院修了
45〜47年	英国 St. John's Hospital for Diseases of the Skin 留学
47年	関西医科大学皮膚科講師
52年	大阪大学医学部講師
61年	北里大学医学部助教授
平成 2 年	東京医科歯科大学医学部教授
平成16年	東京医科歯科大学名誉教授，横浜赤十字病院
平成17年	横浜市立みなと赤十字病院院長
平成22年	横浜市立みなと赤十字病院名誉院長
平成28年	兵庫医科大学常務理事
専門分野：	皮膚の免疫アレルギー

皮膚外用薬の選び方と使い方（改訂第5版）

1989年 3 月 1 日　第1版第1刷発行	著　者　西岡　清
1992年 4 月20日　第2版第1刷発行	発行者　小立健太
1999年10月15日　第3版第1刷発行	発行所　株式会社 南 江 堂
2007年 5 月15日　第3版第5刷発行	〒113-8410　東京都文京区本郷三丁目42番6号
2009年 4 月25日　第4版第1刷発行	☎（出版）03-3811-7236　（営業）03-3811-7239
2019年 3 月31日　第4版第4刷発行	ホームページ https://www.nankodo.co.jp/
2022年 1 月30日　改訂第5版発行	印刷・製本 横山印刷
	装丁 渡邊真介

Good Practice of Topical Treatment, 5th Edition

定価は表紙に表示してあります．
落丁・乱丁の場合はお取り替えいたします．
ご意見・お問い合わせはホームページまでお寄せください．

Printed and Bound in Japan
ISBN978-4-524-23278-9